互联网跨界融合创新科技重大专项:18ZXRHSY00180

天津市科技局慢性病防控重点专项:16ZXMJSY00120

天津市教委社科重大项目:2020JWZD39

Artificial Intelligence-Augmented ECG Technology

人工智能心电图

主 编 陈康寅 刘 彤 陶华岳

天津出版传媒集团

天津科技翻译出版有限公司

图书在版编目(CIP)数据

人工智能心电图 / 陈康寅, 刘彤, 陶
华岳主编. — 天津 : 天津科技翻译出版有限公司,
2023.4
ISBN 978-7-5433-4284-2

Ⅰ. ①人… Ⅱ. ①陈… ②刘… ③陶… Ⅲ. ①人工智
能—应用—心电图—研究 Ⅳ. ①R540.4

中国版本图书馆 CIP 数据核字(2022)第 178551 号

出　　　版:天津科技翻译出版有限公司
出 版 人:刘子媛
地　　　址:天津市南开区白堤路 244 号
邮政编码:300192
电　　　话:(022)87894896
传　　　真:(022)87893237
网　　　址:www.tsttpc.com
印　　　刷:天津海顺印业包装有限公司
发　　　行:全国新华书店
版本记录:787mm×1092mm　16 开本　10.75 印张　170 千字
　　　　　2023 年 4 月第 1 版　2023 年 4 月第 1 次印刷
　　　　　定价:68.00 元

编者名单

主　审

李广平

主　编

陈康寅　刘　彤　陶华岳

副主编

徐　庆　万　振　唐　闽　储慧民　谢家伟　张清鹏

编　者（按姓氏汉语拼音排序）

陈康寅　储慧民　傅国华　郭少华　李歆慕　李懿恩　刘　彤

吕知恒　穆冠宇　石晓东　宋文华　唐　闽　陶华岳　万　振

王　鹏　王彬浩　谢冰歆　谢家伟　徐　庆　薛政凯　张宝帅

张妮潇　张清鹏　钟卓洮　周　滨

序　言

前言和序言都位于每本书的最前面，只是前言是作者对全书的梗概介绍，而序言则为作者邀请业内人士做的点评与推荐。这就使撰序人常成为该书的首位读者，通读全书后再融会贯通，得其要点、精髓，并挥墨写出读后心得与客观评价。我收到本书主编的作序邀请已四月有余，但在通读全书并冥想其要点和精髓时几次受阻，故多次失言逾期，时托今日。

我首次知晓人工智能（AI）的威慑力源于"围棋人工智能"。我自幼酷爱围棋，还荣获过北京少年围棋大赛的"传胪"（第四名），并差点进了刚组建的国家围棋队。就是这个不解之缘，让我一直对围棋情有独钟。阿尔法狗（Alpha Go）横扫世界围棋精英的消息，真让我大吃一惊。这是美国Google下属的DeepMind公司研制的围棋机器人，仅经半年的学习与训练就掌握了三千万个围棋应招，在与世界围棋大师进行的比赛中，后者全军覆没，唯有2016年与世界围棋当时的男一号李世石的五番棋中输掉一局而4∶1获胜。随后第二代阿尔法元（Alpha Zero）的威力更大，和中国及世界围棋名将的大战结果分别为60∶0和100∶0，完胜无败。"机器人大胜人类"成了围棋界当时略带恐惧的惊呼。

在2018年长城心血管会议上，我与AI发生了第二次交集。我作为特邀嘉宾参加国内一个厂家的"AI心电图机"演示会，据说这已是他们在国内的第20多场同类会了。台上的大屏幕同步显示着现场几个心电图医生和"AI心电图机"的心电图诊断与报告。结果，心电图机测量与计算的速度和准确率都明显胜出一筹，借此证明他们的AI心电图机优于心电图医生。演示会上，我几次站起来发问："你们所谓的AI心电图机比当今心电图机的优势在哪里？"面对质疑，厂家的技术人员闭口缄言，而在座的几百位参会者向我投来赞同的目光。我突然大悟，这是他们在国内贩卖的伪命题，滥用了AI心电图（AI-ECG）概念。但当时，我对AI心电图也处于迷茫与不解中。

近几年,国内外AI心电图领域进展提速,相关论文逐渐增多,这使我的认知力有所提高,却始终坠在朦胧中而不能从困惑中自拔。真是天赐良机,几个月前,《人工智能心电图》的书稿与作序邀请同期而至,把我推上AI-ECG系统学习之路。

这是一本关于AI-ECG的专著,前两章系技术总论,介绍了AI-ECG的提出与发展、基本概念和相关知识,为读者搭建了AI-ECG入门与认识的总框架。随后两章为各论,论述其在心脏病与心律失常中的研究方法、成果与应用。第五章是对AI-ECG的憧憬与展望。

我初读本书时,虽未领略全部精要,但第六感让我马上意识到:临床已应用百年而久盛不衰的心电图技术正面临着一次举世大变革。而进一步的精读使我脑洞大开,眼界一亮,逐渐大觉大悟。从20世纪中叶,随着晶体管替代电子管和计算机集成电路的涌现,心电图进入了计算机时代。其对人的心脏电活动的识别、采样、测量与计算快捷到令人不可置信的地步,当常规12导联心电图用10秒钟完成记录时,该心电图的诊断报告也同时打印完成,包括各导联的各波的时限,各种间期的测量值、诊断结果等一并完成。其采样、测量和计算速度可望而不可及。但在计算机心电图时代,依然是对心脏除极、复极产生的图形实施采样、测量、分析与诊断,一直局限在毫伏级的心电改变中,未能超越人眼视觉范围。

而刚刚拉开帷幕的AI-ECG则是一个全新时代,其具有几个鲜明特点。一是以级别更高、功能剧增的计算机为基础,使其对心脏电活动的检测、采样、测量、分析和判断远远超出了人的视觉范围和判断力。可以识别微伏级或更微细的心电活动及改变,这些在计算机心电图时代都属于隐匿性改变、亚心电图图形的改变与异常。这种极高的心电检测能力是AI-ECG的功能基础。二是这种高级别的检测系统需要经过多种形式、多个层次的学习、培训与提高才使其具有AI。该过程包括:①机器学习(MI):即从模型中快速识别、采集和测量样本的数据,并进行分类、比较、分析和判别,发现其内在规律,再给予验证、核对和矫正,最终产生心电诊断或识别的标准与方法;②神经网络学习:仿照或按照人脑的神经元和神经网络系统进行AI系统的学习与训练;③深度学习(DL):即应用多层次、更深的神经网络学习和认识各种数据间的区别与联系,最终建立诊断和预测模式,并达到具有卷积神经网络的水平与算法。

因此，AI-ECG就是围棋界的AlphaGo，是在AI算法的指导与辅助下，对人体心电数据进行分析与诊断的系统。据此理念与认识，AI-ECG是超出我们想象力的心电学领域的一次飞跃，其将心脏电活动的检测与诊断精细到亚图形水平、亚临床水平，甚至达到了基因突变的相应水平，其作用如同当今对临床疾病的病理学诊断。例如，目前的隐性微伏级T波电交替的诊断就属于AI-ECG范畴。毫伏级和微伏级T波电交替都是恶性室性心律失常的发生基质与先兆，而肉眼看不到的微伏级T波电交替的发生率更高，危害更大。这种微伏级异常的电活动幅度低，属于亚心电图图形的心电异常，是计算机心电图诊断的盲区。但经AI技术处理后能被检出、被诊断，并对临床诊治的决策起到重要作用。同样隐匿性的早后除极、迟后除极等心电异常也将得以诊断。

近几年国内外学者应用AI-ECG技术与理念，已进行了深入且卓有成效的异常心电检测与评估，将心电诊断在现今基础上提高到亚心电图图形的诊断、心律失常发生基质的检出和诊断，以及心脏形态与功能病变伴随的心电变化的识别与诊断，进而使"心电图"能诊断出心脏收缩功能异常、舒张功能异常、心肌病等异常心电，使心电诊断在临床医学中的作用迅速扩大，一个全新的AI-ECG时代正向我们走来。

有研究认为，对我们周围的生存环境，人眼只能看到5%的东西，而望远镜、射电望远镜等工具大大拓宽了我们的视野。对心脏科医生，我们原来只能看到5%的心脏电活动改变，而AI-ECG将使我们对心电的视觉能力神奇般地提高。

这就是我从本书学习中得到的新知识、新理念和读后感。我由衷地感谢几位才华横溢的年轻主编陈康寅、刘彤、陶华岳和他们的团队。就我所知，这是中国第一本AI-ECG的专著，几位主编很早就成为脱颖而出、才华横溢的俊才翘楚，在国际上已发表大量学术价值很高的论著，并有多项研究成果与专利。他们不仅是中国心血管界的精英，还是我国AI-ECG领域的拓荒者。而本书如同播种机，在我国播撒下AI心电图学的新芽，承担起扫盲与启蒙作用；本书如同进军号，吹响了中国心电学大军开发AI-ECG的号角；本书还是宣言，宣告我国AI-ECG时代已正式拉开帷幕。

序言即将结束，但几位主编的学识与才华在我心中激起的震撼有增无减。我被他们卓越过人的探索精神深深折服，对他们的骄人成就倍感钦佩，他们是国家的栋梁和民族的希望。最后，我想借用丘吉尔的一句话与诸位读者、作者共勉："成功不是终点，失败也并非终结，唯有勇气长存。"

让我们高举双臂，迎接 AI-ECG 新时代的到来。

郭继鸿

2022 年 11 月 30 日

前　言

心脏是一个精妙的器官,通过兴奋收缩耦联机制实现电活动与机械活动的协调统一,呈现出心脏收缩、舒张运动的整体性和节律性。心电图可准确描记心脏电活动,规律性地反映心脏整体的电生理特征。自1903年,荷兰生理学家Einthoven发明了人类第一台实用心电图机至今已有120年,漫长的岁月验证了心电图在心血管疾病诊断中无可替代的作用。时至今日,心电图仍然以它突出的实用性、便捷性和经济性作为心脏科最常用的检查手段之一。

让机器有智慧地服务于人类,一直是科学家们的梦想。自20世纪60年代起,人工智能(Artificial Intelligence, AI)的概念就已经提出,但鉴于当时的技术条件,AI发展速度相对缓慢。进入21世纪,随着计算机技术的迅速发展,AI终于迎来了突破。近年来,AI在医学领域的应用发生了革命性进展,令人振奋的研究不断涌现。

客观而言,尽管心电图可记录心脏电活动的详细信息,在某些心血管疾病诊断方面具有较高的准确性,如心律失常、急性ST段抬高性心肌梗死,但心电图对多数心血管疾病的诊断仍然是初步的,准确性不足。而AI在医学领域应用的突出特点是其具备对传统、简单检查结果的"赋能"作用。由于人类知识储备具有局限性,往往对一些检查结果难以做出深入、全面的判读,而AI通过海量数据学习,不仅可掌握人类总结的知识要点,同时也可"捕获"某些不容易被人类肉眼所发现的数据特征,进而实现比人类对检查结果更加深入和全面的判读,实现"超预期"的诊断,这在心电AI领域表现尤为突出。2019年,美国梅奥医学中心的吴恩达团队通过对180 922例包含阵发房颤患者的649 931个正常窦性心律12导联10秒心电图分析发现,在AI的帮助下,单凭窦性心律下的心电图即可识别阵发心房颤动患者,其AUC达到0.90(0.90~0.91),敏感性为82.3%(80.9%~83.6%),特异性为83.4%(83.0%~83.8%),F1积分为45.4%(44.2%~46.5%),总准确率为83.3%(83.0%~83.7%)。该研究发表于2019年的《柳叶刀》杂志,引起了学界巨大反响。在分析这项工作的成功之处时,笔者认为,AI可识别阵发房颤患者在窦性心律下某些与正常窦性心律人群心电图不同的特征可能是模型成功的原因。此项研究已经成为心电 AI 领域的里程碑，激励着众多的学者投身于心电 AI 研究领域。

近年来，有关心电 AI 的研究大量涌现。心电 AI 辅助诊断各种心律失常、心力衰竭、心肌病、长 QT 综合征等疾病均显示出很好的诊断效能，展现出巨大的应用前景。身处 AI 在医学领域应用大暴发的时代，本书编写组成员近年来对心电 AI 领域的进展也多有关注，不少成员做了一些相关的研究工作，在心律失常、晕厥的 AI 诊断等方面发表了相关文章，并成功申请了相关课题。囿于知识所限，学者们在心电 AI 研究中不免需查阅相关文献、著作，我们了解到有关心电 AI 的专著在国内尚未面世。因此，尽管能力有限，编者仍不揣冒昧，希望能做一次有益的尝试，将编写组成员对文献的理解、自己的工作及经验体会做一个整体的梳理，结集成册，以飨同道。

由于仓促成书，疏漏在所难免，敬请各位同仁批评、谅解。

2022 年 10 月 15 日

目　录

第 **1** 章

AI 概述

第 1 节　AI 技术概念

近年来,人工智能(Artificial Intelligence, AI)成为推动社会经济发展的新动力之一,在提高社会生产效率、助力社会发展和经济转型等方面发挥重要作用。在 2021 年举办的第五届世界智能大会上,我们看到了科研的新发展,智能产业的新格局。在大数据技术驱动下,AI 科技近年来不断跃升,正以前所未有的速度和广度,深刻改变着我们的生活,改变着我国经济发展,更改变着未来的走向。

AI 概念于 1956 年诞生,经过半个多世纪的历程,尤其是近十年已经进入快速发展阶段。"互联网+""云计算""大数据""AI"为新一轮技术变革提供了驱动力,"互联网+"利用信息和互联网平台,使得互联网与传统行业融合,优化传统行业的经济形态;"云计算"与"大数据"时代的到来为 AI 发展提供了丰富的数据资源,协助训练出更加智能化的算法模型,而"AI"将催生新产品、新产业、新模式,引发经济结构重大变革,深刻改变人类生产生活方式和思维模式,实现社会生产力的整体飞跃。

虽然 AI 技术已经越来越多地应用于人类生活的各个领域,但到底什么是 AI 呢?AI 是研究、开发用于模拟、延伸和扩展人的智能的理论、方法、技术及应用系统的一门新的技术科学。AI 是计算机科学的一个分支,是研究用计算机来模拟人的某些思维过程和智能行为(如学习、推理、思考、规划等)的学科,主要包括计算机实现智能的原理、制造类似于人脑智能的计算机,使计算机能实现更高层次的应用。

AI 有以下特征。

一、通过计算和数据为人类提供服务

AI 本质为计算,基础为数据。AI 系统必须以人为本,这些系统是人类设计出的机器,按照人类设定的程序逻辑或软件算法,通过人类发明的芯片等硬件载体来运行或工作,其本质体现为计算,通过对数据的采集、加工、处理、分析和挖掘,形成有价值的信息流和知识模型,以为人类提供延伸人类能力的服务,实现对人类期望的一些"智能行为"的模拟,在理想情况下必须体现服务人类的特点,而不应该伤害人类,特别是不应该有目的性地做出伤害人类的行为。

二、对外界环境进行感知,与人互动互补

AI可感知环境,可产生反应,可与人交互,可与人互补。AI系统应能借助传感器等器件产生对外界环境(包括人类)进行感知的能力,可以像人一样通过听觉、视觉、嗅觉、触觉等接收来自环境的各种信息,对外界输入产生文字、语音、表情、动作(控制执行机构)等必要的反应,甚至影响环境或人类。借助于按钮、键盘、鼠标、屏幕、手势、体态、表情、力反馈、虚拟现实/增强现实等方式,人与机器间可以产生交互与互动,使机器设备越来越"理解"人类乃至与人类共同协作、优势互补。这样,AI系统能够帮助人类做人类不擅长、不喜欢但机器能够完成的工作,而人类则适合于去做更需要创造性、洞察力、想象力、灵活性、多变性乃至用心领悟或需要感情的一些工作。

三、具有自适应性和学习能力,可以演化迭代

AI系统在理想情况下应具有一定的自适应特性和学习能力,即具有一定的随环境、数据或任务变化而自适应调节参数或更新优化模型的能力;并且,能够在此基础上通过与云端、人、物越来越广泛深入的数字化连接扩展,实现机器客体乃至人类主体的演化迭代,以使系统具有适应性、鲁棒性、灵活性、扩展性,来应对不断变化的现实环境,从而使AI系统在各行各业产生丰富的应用。

总的说来,AI主要研究如何让机器像人一样能够感知、获取知识、储存知识、推理思考、学习、行动等,并最终创建拟人、类人或超越人的智能系统。目前能够用来研究AI的主要物质手段和能够实现AI技术的机器就是计算机,AI的发展历史是和计算机科学与技术的发展史联系在一起的。AI的研究不仅涉及计算机科学,还涉及脑科学、神经生理学、心理学、语言学、逻辑学、认知(思维)科学、行为科学和数学、信息论、控制论、系统论等众多学科领域。AI学科研究的主要内容包括:知识表示、自动推理和搜索方法、机器学习(ML)和知识获取、知识处理系统、自然语言理解、计算机视觉、智能机器人、自动程序设计等方面。

(陶华岳)

第2节　AI在医学领域的应用

　　AI技术在医学领域的应用范围较广,可涉及医疗活动全过程,包括院前管理、院中诊疗、院后康复等,在临床医学多个领域均有应用。AI与医疗领域的融合主要采用的是机器学习算法和大数据分析技术,通过AI技术,可以提高医疗服务效率,降低综合服务成本,推动医疗领域的正向发展。近年来,伴随国家相关政策的出台,院级、区域级、国家级医疗数据中心相继建立,随着医疗临床大数据的日益完善和规范,大数据在医疗领域中的应用场景向专业化延伸,形成了医疗大数据产业。AI与大数据技术主要通过在海量数据中制订一系列规则,提取有效数据进行再次分类整合,结合医学知识图谱和临床诊疗行为经验,通过机器深度学习(DL)来模拟人类的诊疗行为,从而给出具有临床意义的诊疗意见。AI技术在医学诊断领域中的应用需要得到有效的专业验证,保证较高的可靠性和精确性,最终形成基于AI技术的智能诊疗系统。医学大数据产业的发展和AI技术在医学领域的应用,加速了医疗智能化的发展进程,为AI诊断或辅助临床诊断奠定了科学基础。

一、国外发展现状

　　早期AI在医疗领域的探索出现在20世纪70年代。1972年,利兹大学开发的AA-PHelp是资料记载中AI系统在医疗领域最早的应用。此系统主要用于腹部剧痛的辅助诊断和满足手术的相关需求,随后INTERNISTI、MYCIN CASNET / Glaucoma、PIP、ABEL、ONCOCIN等系统相继问世,但均有不同程度的缺陷。到20世纪80年代,相继出现了一些商业化AI应用系统,比如QMR(Quick Medical Reference)和哈佛医学院开发的DXplain,主要是根据临床表现提供相应的诊断方案。目前,医学AI领域最知名的就是IBM / Watson,可在几秒内筛选数十年癌症治疗历史中的上百万份患者记录,为医生提供可供选择的循证医学治疗方案。近些年来,"AI+"应用于医学研究已经成为现代科技的热点。美国的五大顶尖医院如梅奥医学中心、克利夫兰医学中心等都开始与AI公司合作,希望成为AI医学应用领域的中心,对疾病进行探测、诊断、治疗和管理。目前,AI已在医疗领域多个环节发挥作用,如医学影像识别、生物技术、辅助诊断、药物研发、营养学等领域,目前应用最为广泛的当属医学影像识别。未来,AI将在医学领域发挥重要作用,将改变医疗手段甚至医疗模式,并推动医学发展,重塑医疗产业,同时也必将对部分医生的未来产生影响。相信AI必将给未来医疗技术带来深刻变化,是未来医学创新和改革的强大动力。

二、国内发展现状

在国家影响力方面,美国、中国、英国、加拿大、印度分列全球前五位。我国AI相关应用领域以医疗健康行业比例最高,可达22%。近年来,我国出台了一系列有关医学AI的政策文件。2015年5月,国务院印发的《中国制造2025》提出了重点发展影像设备、医用机器人等高性能诊疗设备。2016年5月,《"互联网+"人工智能三年行动实施方案》提出了智能可穿戴设备发展、智能机器人研发与应用等重点工程,推动了"互联网+"AI在医学领域的应用和发展。2016年6月,国务院办公厅印发《关于促进和规范健康医疗大数据应用发展的指导意见》,明确指出健康医疗数据是国家重要的基础性战略资源,其应用和发展将带来健康医疗模式的深刻变化。2017年7月,国务院印发《新一代人工智能发展规划》,为智能医学的发展指明了智慧医院建设、手术机器人、智能诊疗、智能生理监测、影像识别、新药研发、医药监管、流行病智能监测与防控等方向。在各项政策的支持下,医学AI在各领域均取得佳绩。例如,在临床医疗智能决策方面,北京雅森科技发展有限公司与北京宣武医院、北京大学人民医院和协和医院合作研发的脑功能多模态AI产品已经在全国超过30家大型三级甲等医院落地部署,累计完成病例分析超过7000余例,在各类病种上平均准确率超过84%。在"互联网+"医疗政策的支持下,医疗市场诞生了一大批以在线问诊、专家挂号、医药电商及医疗保险为创业方向的互联网公司,未来中国有望通过互联网来解决医疗资源过于集中、医疗资源分配不平衡等一系列问题。目前,AI在医疗卫生领域的研究越来越多元化,已成为影响医疗卫生发展的重要技术手段。

(陶华岳 陈康寅)

第3节 AI技术在心电诊断
领域的应用基础

一、大数据分析能力

AI是基于大数据的支持,通过人为设定的性能和运算方式来实现的。AI的一个很重要的方向是数据挖掘技术,这种技术的原理是用计算机进行数据分析,然后进行人性化的推荐和预测。医学创新对AI来说是一个极具前景的领域,具有巨大的社会、经济效益。数字化医疗大数据为AI在医学创新领域的繁荣奠定了基础。随着医学信息技术的快速发展,医院的信息化建设正不断加强,医疗健康领域的信息系统沉淀了海量的医疗数据。在数据呈几何倍数增长的信息爆炸时代,对海量数据进行分析可以发现问题并得到解决问题的方法。

目前,医院对医疗数据的管理缺乏统一手段,医院业务管理系统繁多、形式多样,产生的数据量大且分散,信息内容不够全面,且各信息系统之间的数据无法共享,缺乏统一标准的展现平台,使得信息的利用率不高,限制了用户的搜索范围,难以形成有效的决策支持。

二、大数据分析阶段

随着信息化的进一步发展,医疗大数据的数据分析与数据挖掘技术日益成熟,其处理过程主要分为四个阶段。

(一)数据抽取

从数据源系统中抽取目标数据,根据数据来源对数据进行分组管理、应用模型构建,之后根据需要抽取数据关键字段即为数据抽取。

(二)数据整合

数据整合是将以往单一数据集,分析聚合成多个数据集,解决不同类型数据的融合与关联,建立主索引,将结果按照一定的标准统一存储,对数据做综合关联性分析。通过对多源异构数据进行整合,将数据标准化,建立临床数据中心、可监测的分析指标体系和追溯体系,实现对多源异构数据的有效管理。

(三)数据存储

基于分布式大数据技术实现分布式的数据存储即为数据存储,为复杂的医疗数据分析构建了多个分布式数据计算节点,它更适用于医疗数据多维表达。

(四)数据分析

AI系统应用机器学习、自然语言处理、模式识别等技术来模拟人类思维过程即为数据分析,计算机软件或硬件系统需要通过机器学习或者深度学习算法训练某个系统或设备来实现不需要人类参与就能够解决问题的功能。

三、大数据主要关键技术

机器学习是AI的核心,是实现AI最基本的方法,是使用算法来解析数据、从中学习,然后对真实世界中的事件做出决策和预测。与传统的软件程序不同,机器学习是用大量的数据来"训练",通过各种算法从数据中学习如何完成任务。

(一)自然语言处理

自然语言处理是以人类的语言为对象,利用计算机技术来分析、理解和处理,生成计算机可以读懂的语言。

(二)模式识别

模式识别是用计算的方法,根据样本的特征将样本划分到一定的类别中。通过计算机用数学技术方法来研究模式的自动处理和判读。

随着 AI+医疗的进一步融合、深入,AI辅助技术在多个医疗细分领域得到了应用。心电图(ECG)检查早已成为临床医学的常规检查技术,是利用ECG机从体表记录心脏每一心动周期所产生的电活动变化图形的技术,被广泛应用于诊断心律失常、心肌缺血、心肌梗死、心脏扩大等各类疾病。在ECG中蕴藏着无穷无尽的心电信息,ECG数据是医学数据的重要组成部分,精准的心电数据,来源于计算机自动生成的心电数据,是心电大数据的核心内容。ECG诊断标准的制订,需要精准的心电分析数据,没有精准的心电分析测量数据,任何科研获得的结果将失去可靠性。

目前利用软件自动分析ECG已成为临床上不可缺少的手段,但其准确性和临床综合分析能力,并不能完全取代人工判读,而大数据分析可能改变人工干预的程度,提升自动分析的准确性。AI系统在心血管疾病精准诊断中的应用使其对个体健康量化预测、及早进行健康管理成为可能。在机器学习帮助医生发现新的疾病类型、提高心血管疾病的诊断效率等方面,智能计算具有不可忽视的重大作用。可以利用较为成熟的数据清洗、分布式存储、数据挖掘等技术,实现零散无序的海量数据的有效整合,将这些数据变为可用于机器学习的知识体系。通过对大量ECG数据的学习,软件系统可以逐步"学会"如何判读ECG,通过让软件模型深度学习历史心电数据,并不断优化,最终形成可应用于心电判读的应用模型。随着数据分析与机器学习研究的不断深入,心电数据研究成果将在个体健康、诊疗支持、公共健康等领域发挥重要作用。

（万　振　陶华岳）

第4节　AI技术对ECG判读的方法

　　ECG长期以来为心脏和非心脏的健康和疾病提供了宝贵的参照,但解释其所包含的信息需要较多的专业知识和经验。先进的AI技术,以深度学习为主导,能够快速实现对ECG类似于人的解释,辅助医生乃至非专科人员判读ECG。图形形式和结构化数据形式是心电原始数据主要的呈现方式,根据任务所需提取的特征选择相应输入神经网络的心电数据。当提供原始心电数据时,深度学习神经网络可以分析复杂的数据结构,识别出必要的特征,并执行特定的分类任务,最终对数据做出解释。目前,基于ECG使用深度学习神经网络在识别心律失常(尤其是正常窦性心律下的心房颤动)、心功能不全、电解质失衡、睡眠呼吸暂停等症状上呈现了较高的准确性,其中使用较为广泛的网络模型是卷积神经网络(CNN)、循环神经网络(RNN)、深度神经网络(DNN)和多种网络混合模型[1,2]。使用深度学习神经网络判读心电数据的方法主要包含数据预处理、特征提取和分类三个步骤。数据预处理是对心电数据进行带通滤波、离散小波变换、短时傅里叶变换、归一化等操作,减少噪声和干扰,使其更适用于神经网络的特征提取和训练。特征提取指的是通过采取卷积、池化、修正等步骤来发现心电数据的特征。分类是根据所产生的不同特征进行归类,适配相应的解释,并将结果反向传播来优化神经网络的参数。以下介绍了不同深度学习神经网络模型处理图形和结构化数据形式呈现的心电数据的方式和例子。

一、图形对比法

针对以图形形式呈现的心电数据,关键是挖掘图形中的空间特征。此类方法首先通过图形重组、傅里叶变换、小波尺度变换等手段,过滤及筛选出 ECG 中的有效片段,然后将其输入神经网络模型中生成特征图,对比不同特征之间的差异并匹配相应的医学解释,最终在实际测试过程中输出关于 ECG 的判断来辅助医生和非专科人员的判读过程。

CNN: Attia 等[3]利用 35 970 份配对的 ECG(标准的 10 秒 12 导联)和同期的经胸超声心动图,首次提出了一种基于 CNN 的筛选方法来识别左心室功能降低的患者(射血分数≤35%)。在由 52 870 张 ECG 组成的数据集中进行测试时,该网络模型得出的曲线下面积(AUC)、敏感性、特异性和准确性的值分别为 0.93、86.3%、85.7% 和 85.7%。

DNN: Hannun 等[4]创建了第一个端到端的深度学习方法来解释 ECG,并在广泛的最常见的 ECG 节律类别中进行了综合评估,包括心房颤动/扑动、房室传导阻滞、大动脉收缩、异位房性心律、室性自主节律、交界性心律、噪声、窦性心律、室上性心动过速、三尖瓣、室性心动过速和文氏型传导。他们使用一种单导联、基于贴片的流动心电监测设备收集了 53 549 例患者的 91 232 份单导联 ECG 来训练 DNN 模型。该网络架构有 34 层,包括 16 个残差块,每个残差块有 2 个卷积层。在一个独立的测试数据集中进行评估时,DNN 模型的平均 ROC AUC 达到了 0.97。由于特异性与心脏病专家的平均水平相似,DNN 模型的敏感性超过了专家所达到的平均敏感性。

二、结构化数据对比法

相较于图形形式的心电数据,基于结构化数据的深度神经网络主要是提取数据之间的关系特征,如心电信号随时间的变化趋势。以一维和二维数组形式展示结构化心电数据是较为常见的方式,通过归一化、分割、滤波等手段预处理数据,然后基于神经网络提取数组的时间、频率、振幅等数值特征,对比具有差异的特征并对其进行归类,最终在判读过程中给出关于 ECG 的解释来辅助医生和非专科人员。

RNN: Zhou 等[5]提出了一种基于 RNN 的长短期记忆方法(LSTM)来判断心律失常分类,该模型首先使用小波基函数去除以二维数据呈现的心电信号中由外部因素产生的伪影,确定信号中每段的长度并分割出 R-R 间期的数据,采取显性转换将数据归一化。然后通过 LSTM 网络从心电信号的时域中提取心跳间隔、持续时间和振幅参数,最后根据不同特征进行心律失常症状的归类。在基于独立的测试和评估时,该网络模型相较于其他 AI 的方法有着更好的性能。

多种网络混合模型:Kwon 等[6]结合 CNN 和 DNN 的 ENN 开发用于判读左心室肥厚症状的模型,该模型从每个 10 秒 12 导联的 ECG 中生成 12×4000 个二维数据,并结合人口统计学的信息(年龄、性别、体重和身高),通过 CNN 和 DNN 的卷积、池化、扁平化、批量归一化等处理,提取出判断左心室肥厚症状的特征,并使用可视化技术将差异直观地展示在识别该症状的重点 ECG 部分。该网络模型得出的 AUC 为 0.868,在相同的特异性(0.951)下,ENN 的敏感性(0.432)比心脏科医生的平均表现高出152.1%。

(徐　庆　陶华岳)

第5节　基于移动端及临床大数据的远程心电会诊系统实践

随着互联网时代的飞速发展,"大数据"在医疗卫生行业的作用越来越受到重视,传统的医疗模式正在逐步向移动医疗模式过渡。2017 年,政府开始倡导"医联体"建设,其目的就是要通过医联体整合区域内的医疗资源,让优质的医疗资源上下贯通,从而提高基层医疗服务的能力,完善医疗服务体系,推动建立合理有序的分级诊疗模式[7-8]。

随着医联体模式的快速开展,此模式也暴露出一些不容忽视的问题,其中一个主要问题就是上下"不联通"[9]。一些医疗机构,尤其是不同级别医疗机构之间不能实现信息共享,居民的健康信息没有实现互联互通,患者的就诊信息和记录不能共享及相互调阅,检查、检验结果互不相认,造成医疗成本增加,甚至升高了延迟诊断或误诊的风险。另外,基层卫生服务机构缺乏相应人才,医务人员学历偏低,专业技能和服务水平不高,不能满足上级医院向下转诊的需求。而三级甲等医院医生工作繁忙,难以长时间在会诊室内待诊。慢性疾病不能有效实现双向转诊,最终影响了分级诊疗的推行。因此,建立一个基于移动终端、信息共享、实时互动的大数据平台势在必行。

据此,我们开发了"全心联动"项目(全,全程管理;心,心血管病慢病管理;联,联通、共享;动,动态、快捷),旨在实现对心血管病全程管理。现对该项目设计思路和实施方案进行探讨。

一、平台规划

(一)系统评估

(1)建设目标。随着国家相继出台分级诊疗、互联网+医疗、精准医疗等战略方针,医院需要按照数据的共享需求对信息系统进行梳理,建立临床大数据研究平台,为慢病管理和研究提供数据支持,同时上下级医院能够共享患者的就诊信息及检查和化验结果,以患者为中心对患者的诊疗流程进行整合,串联患者的完整诊疗信息,更好地利用诊疗数据,为患者提供长期的数据跟踪和个性化的诊疗服务[10-11]。

(2)工作方法。通过查阅相关文献,对慢病管理、移动医疗和健康大数据的概念、特征及发展空间进行总结和调查研究。对国内知名三级甲等医院和卫生行政主管部门的多名专家进行咨询,专家范围覆盖了医院管理、临床医疗、信息工程、大数据处理、AI等专业领域,对远程心电系统开发的实施目标、步骤和具体内容进行了评估分析,最后按照专家咨询意见和国内外最新研究成果,设计形成了以ECG数据库为核心、以手机或平板电脑为移动终端、实时共享的慢病管理大数据平台。

(二)平台架构

(1)硬件架构。远程心电会诊系统的硬件包括:心电数据采集设备、终端APP运行设备、终端PC和中心端私有云硬件设备(包含计算服务器、存储设备和必要的网络接入和管理设备)。

中心医院和社区医疗机构的医生,均可通过心电数据采集设备和终端设备,采集患者心电数据,通过临床心电系统,利用无线、有线及互联网技术传送到中心端私有云平台上,进行信息的归档和数据的储存,准备后续的流程处理。中心端将数据传送至医生使用的终端设备或终端PC上进行查看,并及时做出心电信息的诊断(图1.1)。

在互联网设备如此发达的当代,各种终端设备(手机、平板电脑、计算机等)均可成为中心医院医生接收心电图像数据的终端,大大方便了临床医生在诊疗过程中任意调取、查看、对比、下载与打印ECG[12]。

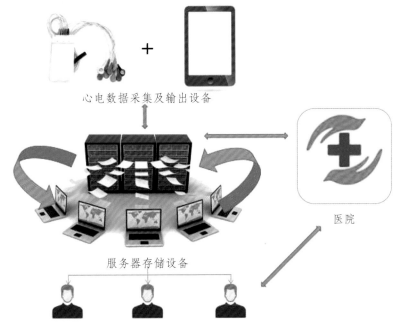

心电数据采集及输出设备

服务器存储设备

医院

社区医疗机构 PC 端 社区医疗机构 APP 中心医院 PC 端

图 1.1 远程心电会诊网络系统。

此外,该心电会诊系统还能与中心医院内部的信息系统,如医院管理信息系统(HIS)、实验室信息系统(LIS)、医学影像存档与传输系统(PACS)、电子病历(EMR)等进行系统对接和数据交换,做到数据共享,真正地实现无缝连接,构建完整意义上的医院信息平台[13],通过中心端私有云平台的支持,来院就诊的每一位患者都能够实现门急诊、病房 ECG 的采集、记录、诊断、存储和联网传输,实现数据共享。

(2)软件架构。远程心电会诊系统能够提供系统接口、数据归档等功能,包括心电数据提交、心电报告提交、心电档案调阅、心电数据归档、患者住院及门急诊信息查阅等,结合大数据分析平台,实现以心电数据存储和共享为核心的慢病管理大数据平台。

系统建设中心端私有云平台,用于承载心电数据,以及相关联的患者医疗数据,提供综合的诊断、数据分析功能。用户端建设患者 APP、社区 APP、中心 APP 和中心 PC 端模块,为每个角色的使用者提供最便捷的服务,连接三级甲等医院医联体辐射区域内各级医疗机构。具体功能框架如图 1.2 所示。

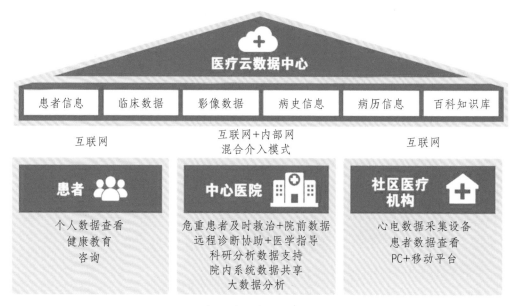

图1.2 中心端私有云平台功能框架。

医疗云数据中心,承载了中心端所有对外服务,以及内部数据协调、整理、同步的功能。存储患者的基础信息、临床数据、影像数据、病历信息、心电申请和上传数据信息,以及辅助的知识库数据。中心端私有云内部,采用标准的数据交换协议和格式,以及松耦合的总线通讯形式,达到高效处理各种数据的设计目标,同时建设患者主索引服务,用以将零散的业务数据进行有效整合,将单体价值较低的数据组合起来,形成完整的患者数据单元。

用户端UI按照使用人群分为中心APP及PC业务、下级医疗机构APP和面向患者的公众APP服务。系统提供移动端全平台的覆盖,方便每位使用者以自己熟悉的方式和设备使用系统提供的功能。

在心电检查开始之前,系统要求输入患者用于管理的数据,如姓名、所在医院的住院号、身份证号(医保号码)等,系统会根据这些识别信息与主索引服务中的患者信息进行匹配,并归档。在ECG检查结束后,系统会自动将心电信息发送到服务器存储设备,将ECG数据入库。社区医院通过手机端APP发起报告申请,同时将患者心电数据及实时病情发送至中心医院。中心医院专家及医生可在PC端或手机中心端APP调阅患者在本院的既往病史和诊疗数据,同时根据实时病情出具心电报告。报告完成后,将被自动上传到临床数据中心,同时相关报告结果将发送至社区医院,为心电诊断提供依据。最终形成的报告和影像信息,将同步至大数据平台,丰富患者的诊疗数据可供调阅和科研分析。

二、实施成果

(一)社区端 APP 功能简介

ECG 在心血管疾病的早期鉴别和早期诊断过程中起着至关重要的作用。然而,ECG 的阅读和诊断具有较强的专业性,有时候一、二级医院的医生无法对 ECG 做出及时、准确的诊断。而且在真正实现慢病下沉后,大部分患者会首诊于下级医院,患者的原始诊疗过程都将在一、二级医院完成,因此,加强与下级医院实时有效的沟通显得尤为重要。鉴于此,远程心电会诊系统建立了社区端 APP,能够让社区医生实时上传患者的诊疗信息,与上级医院的医生进行实时的沟通与交流。

依据图 1.3 所示,医生下载社区端 APP 后,输入自己的账号和密码便可登录心电会诊系统。接诊患者时,医生点击诊疗申请后便进入患者信息界面,医生首先录入患者的基本信息,系统会根据患者的身份信息(身份证号、住院号等)对患者进行建档或是自动跳转至已经建立档案的患者信息界面,然后医生便可以应用数据采集设备进行心电数据采集。医生可对患者的病情进行语音描述,同时还可以照片的形式上传患者病史资料。资料上传完毕后便可以将 ECG 提交。此时中心医院便可对心电信息出具报告,同时给出治疗或转诊建议。社区医生可根据报告和建议制订下一步治疗方案。

(二)中心端 APP 功能简介

医生需要下载中心端 APP,输入自己的账号和密码登录心电会诊系统,接诊患者及录入 ECG 方法同社区端 APP。依图 1.4 所示,登录中心端 APP 可以对 ECG 进行诊断和出具正式报告。点击进入待报告选项即可查看所有需要出具 ECG 报告的患者,选择一位患者便可查看该患者的所有信息及病史资料作为出具 ECG 报告的参数。在写报告时,医生还可参考系统已经录入的报告模板,快速做出诊断,节省写报告时间,而且系统已经自动更新患者的住院和门急诊信息,有助于医生快速了解患者的病情,提高诊断的准确性。中心端 APP 在后台运行时,每出现一个新的待报告申请,系统会在第一时间自动发送一条推送通知,而且系统采取"滴滴抢单"模式,当中心端医生查看某份 ECG 准备出具报告时,该医生便占用了这份 ECG,其他医生不能查看此份 ECG,只有当医生解除占用这份 ECG 时,其他医生才能查看并出具报告。"滴滴抢单"模式配合适当的奖励机制,能够有效地激励医生的积极性,提高工作效率,这也符合目前的医疗改革政策。

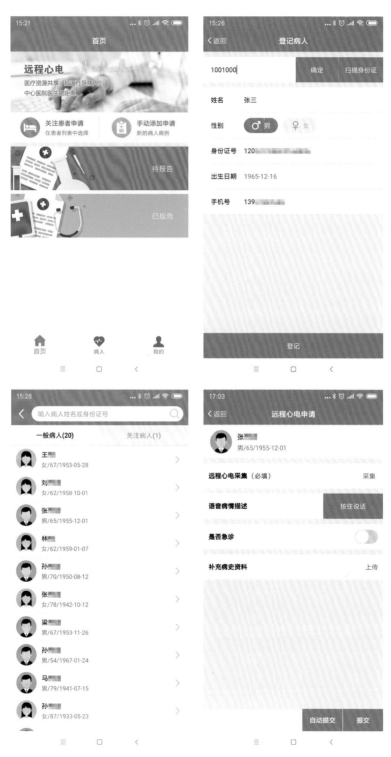

图 1.3　社区 APP 功能截图。(待续)

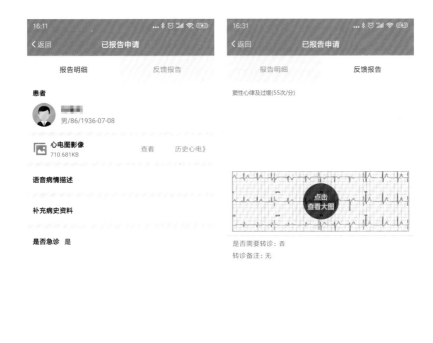

图 1.3 （续）

（三）中心 PC 端功能简介

远程心电系统设计开发了中心 PC 端,为专门从事心电信息研究的科室服务。天津医科大学第二医院心电信息中心设有多功能心电分析系统,ECG 医生应用专有的账户和密码登录系统,不仅能够对 ECG 的波形和参数进行分析和诊断,还能够调阅相关类型的 ECG 进行对比分析与统计等操作。另外,心电会诊系统与医院的HIS 系统、PACS 系统、LIS 系统,以及病历系统实现了数据共享与保存,为 ECG 医生做出准确的 ECG 报告提供了强有力的依据。最后,医生做出的 ECG 报告能够第一时间进行保存、打印、审核及传送,大幅度提高了医生的诊疗效率。目前,天津医科大学第二医院在远程心电监测方面做出了卓有成效的努力,建立了人员和设备完善的心电监测和诊断中心,已经向全院推广使用了远程心电会诊系统,并且逐步地向辖区内的一、二级医院进行推广,为实现医联体和解决医疗资源分布不均开辟了新道路。

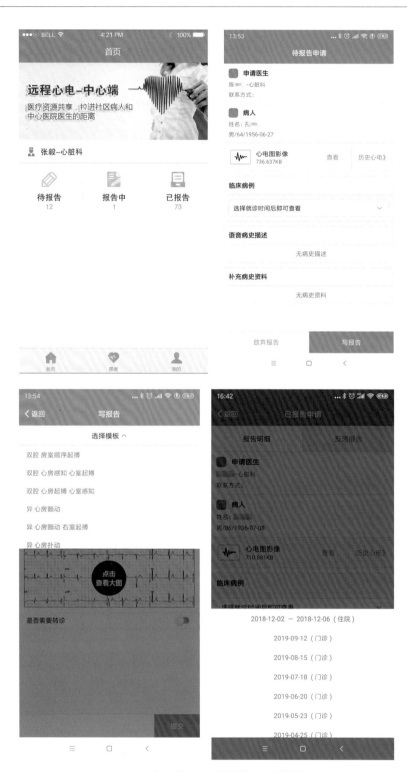

图1.4　中心端APP功能截图。(待续)

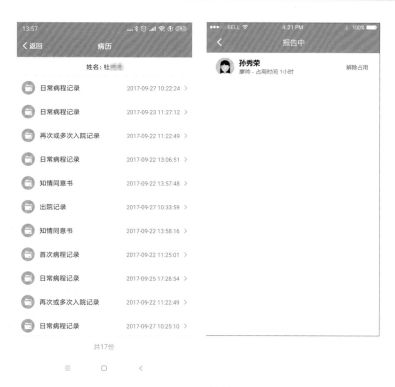

图 1.4　（续）

（四）患者端 APP功能简介

通过全平台支持的APP,患者端(图1.5)可以方便地查看患者的健康数据,跟踪个人身体情况的变化趋势,以及记录个人平时的体征数据,作为日后医生诊断的重要依据,以便提高诊断的准确性和针对性。同时,作为公众,可以简单便捷地获取一些医学常识,并可对于自身的体征数据向医生进行咨询,获得单独的医疗健康建议。

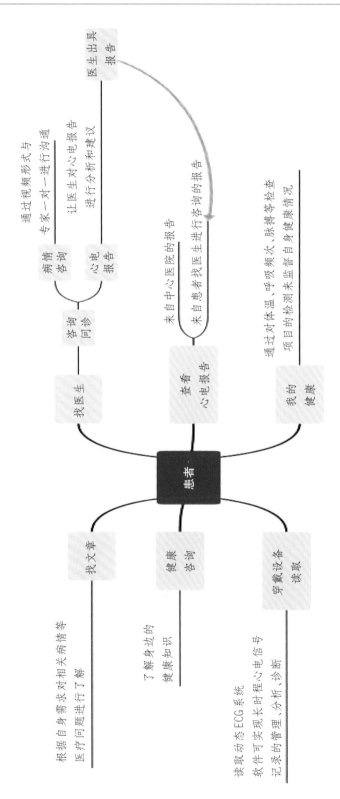

图 1.5　患者端 APP 功能简介。

（1）找医生（图1.6）。找医生这个功能支持医院、医生、科室、疾病名称的检索，还支持地区选择、科室选择、职称选择和最近浏览筛选条件，可快速精准找到意向医生。

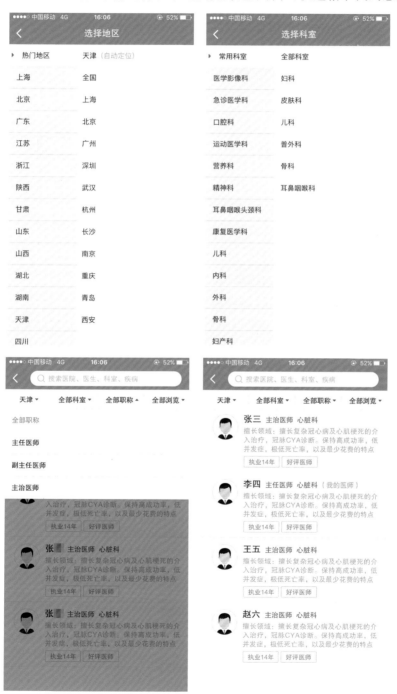

图1.6 患者端APP功能：找医生。

（2）互动问诊（图1.7）。医生详情中的擅长领域、执业经历和医师文章,可更好地为患者提供借鉴。患者可针对有疑问的报告对医生进行病情咨询或查看心电报告。

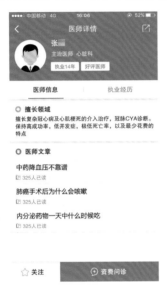
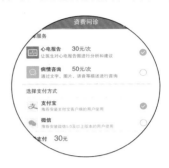

图1.7　患者端APP功能:互动问诊。

（3）心电报告（图1.8）。心电报告列表中可直观区分正常和异常报告,并可对列表内容进行排序。报告详情中可查看医生回复的报告。

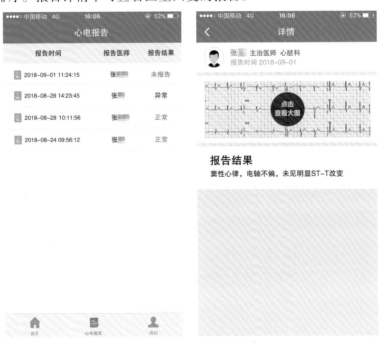

图1.8　患者端APP功能:心电报告。

(4)体检信息(图 1.9)。增加患者对自身体检的信息录入,有助于及时发现身体潜在疾病,维护健康,可起到培养健康生活习惯、脱离亚健康的作用。

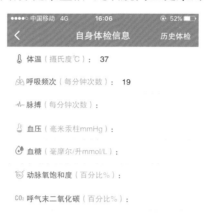

图 1.9 患者端 APP 功能:体检信息。

(5)穿戴设备数据读取(图 1.10)。可读取穿戴设备 Holter,实现了患者在家 24 小时记录心电情况。

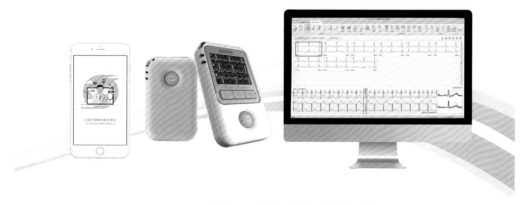

图 1.10 患者端 APP 功能:穿戴设备数据读取。

三、讨论

从实践案例我们可以看出,其是以ECG数据库为核心具备ECG远程诊断功能,并与患者临床信息整合的综合型互联网+慢病管理大数据平台。该系统实现了ECG标准化格式的数据采集,将患者的ECG、病史、体征、症状及相关临床信息进行智能整合,提取关键信息作为疾病诊断的综合参考因素,最终形成ECG诊断结论,极大程度上提升了诊断的准确性。其根本原因在于抛开了传统"就图论图"、单一维度的诊断模式,增加了新的诊断参考维度。从实践方法的角度,诠释了AI+大数据技术的应用,有助于医疗质量的提升。随着该系统的进一步推广应用,形成可供研究的数据标本集后,我们便可以更深层次地利用AI技术,进行系统AI诊断的算法训练,针对不同类型的心脏相关疾病,形成不同类别心脏疾病的诊断模型,实现AI心电技术的临床应用成果转化。

实践中也发现一些问题需要进一步完善。首先,数据标准统一的问题。数据标准化是数据可用的重要保障,AI技术要在医疗大数据上发挥更大的作用。

首先,必须形成全方位的专家共识、汇聚一定数量的行业数据,同时制订能够应用于AI医疗行业的新标准来替代现有的临床标准,在多中心数据采集的基础上建立医疗数据的共享机制,研究数据脱敏办法,逐步整合医疗大数据库。同时让AI新技术参与到数据的标准化进程中,推动数据的标准化与规范化,形成医疗大数据的标准化体系,夯实AI应用的数据基础[14]。在全面建立远程医疗应用体系、实施健康中国云服务计划的背景下,建设健康医疗服务集成平台,推动计算机专家会诊的广泛应用,有利于健全检查、检验结果互认共享机制,推进大医院与基层医疗卫生机构、发达地区与不发达地区的数据资源共享和业务协同,完善基于互联网、大数据技术的分级诊疗信息系统,延伸放大医疗卫生机构的服务能力。

其次,人为因素干扰。AI技术是一种功能强大的工具,但对于AI方法的研究和实施具有特殊要求。在医学领域的应用过程中,虽然AI技术的实施主要依靠机器学习,而大部分机器学习需要依赖人工总结的逻辑规律作为研究的起点,进行高层次关系的学习和训练。在实践中发现,虽然平台可以收集基于诊断需要的大量多元化的结构化数据,但从这些数据到最终疾病的诊断和预测,需要临床专家付出大量的初始劳动和全程参与进行关系构建,从而能够将这些前瞻性数据转化为具有临床意义且准确的临床诊断或预测结果。对于一些较为复杂的任务,如ECG不同波段的分割,则需要大量已知分割结果的医学影像数据,而分割结果往往由医生进行精细标注,一方面大量精细标注对医生的时间和精力具有一定要求;另一方面标注结果会受到医生主观因案的影响,使AI方法的参数拟合过程受到影响,进而使模型建立不准确的数据与标注的映射关系,并对模型性能造成不利影响。机器学习领域对无标注的学习方法也进行了研究。可以提取无标注数据内在的关系进行疾病表型分类等研究,但由于缺少客观一致的评价研究效果的标准,此种方法不易准确评价其性能,同时欠缺可解释性。作为一种技术工具,AI技术并不能完全替代医学专家。医学知识在不断演进,医学也是一门复杂性学科,目前AI系统的构建仍然需要医学专家的深入参与[15]。

总之,AI技术和大数据的飞速发展,以及AI技术与医学领域的深度融合,正在影响和改变着传统医学模式。利用AI配合现有的互联网技术手段,为AI辅助临床诊断提供了新的可能。

(石晓东 陶华岳 张宝帅)

参考文献

[1]吕键.论深化医改进程中分级诊疗体系的完善[J].中国医院管理,2014,34(6):1-3.

[2]应争先,郑海埃,杨泉森,等.对城市大型医院优质医疗资源下沉若干问题的思考[J].中国医院管理,2013,33(6):1-3.

[3]田浩然,张祖平.实施医院与社区卫生服务机构间双向转诊的难点分析[J].临床合理用药杂志,2011,4(1):110.

[4]刘珉,殷亦超.医院信息化内涵建设研究[J].医学信息学,2010(31):10-13.

[5]刘昱圻,陈韵岱.探讨临床大数据库对临床医生在科研和临床实践中的应用[J].科学时代,2015(12):25-27.

[6]刘松涛,王永军,张晓新,等.心电图远程有线网络传输数据的临床研究[J].医疗卫生装备,2014,35(9):122-123,132.

[7]宫彦婷,郭凌菱,王彪.数字化网络心电图系统的设计与应用[J].医疗卫生装备,2013,34(7):91-92.

[8]Gao F, Thiebes S, Sunyaev A. Rethinking the meaning of cloud computing for health care: a taxonomic perspective and future research directions[J]. Journal of Medical Internet Research, 2018, 20(7): e10041.

[9]孙岳川,高键东,吴及.临床医学人工智能:典型应用与挑战[J].中国卒中杂志,2021,16(7):643-648.

[10]Sun J Y, Shen H, Qu Q, et al. The application of deep learning in electrocardiogram: Where we came from and where we should go[J]. International Journal of Cardiology, 2021, 337

(4):71-78.

［11］Hong S, Zhou Y, Shang J, et al. Opportunities and challenges of deep learning methods for electrocardiogram data: A systematic review［J］. Computers in Biology and Medicine, 2020, 122 (5):103801.

［12］Attia Z I, Kapa S, Lopez-Jimenez F, et al. Screening for cardiac contractile dysfunction using an artificial intelligence－enabled electrocardiogram［J］. Nature medicine, 2019, 25(1):70- 74.

［13］Hannun A Y, Rajpurkar P, Haghpanahi M, et al. Cardiologist-level arrhythmia detection and classification in ambulatory electrocardiograms using a deep neural network［J］. Nature medicine, 2019, 25(1):65-69.

［14］Zhou R, Li X, Yong B, et al. Arrhythmia recognition and classification through deep learning-based approach［J］. International Journal of Computational Science and Engineering, 2019, 19(4):506-518.

［15］K Joon-Myoung, Ki-Hyun J, Mee K H, et al. Comparing the performance of artificial intelligence and conventional diagnosis criteria for detecting left ventricular hypertrophy using electrocardiography［J］. Europace, 2019, 22(3):412-419.

第 **2** 章

心电设备的迭代与发展

第 1 节 ECG 的发明

1903 年, 荷兰生理学家 Einthoven 发明了人类第一台实用 ECG 机。1908 年, Einthoven 正式提出标准肢体导联和 Einthoven 等边三角形学说, 由此奠定了 ECG 理论基础并沿用至今。ECG 的发明为心血管疾病的诊断和治疗带来了革命性的进步。1924 年, 由于在实用 ECG 机发明和心电理论方面的伟大贡献, Einthoven 获得了诺贝尔生理学或医学奖。

尽管 Einthoven 是全球公认的现代心电学之父, 但人类对心肌电活动的认识明显更早。1842 年, Matteucci 就发现了蛙心电活动。1843 年, 电生理学奠基人、德国生理学家 Dubois-Reymond 率先用动作电位描述心肌收缩。1856 年, Koelliker 和 Muller 首次记录到人体心脏电活动, 为 ECG 的发明点燃了希望。1876 年, 法国生理学家 Marey 率先采用毛细管静电计记录到动物心脏心电波形。1887 年, Waller 采用毛细管静电计的两个电极分别与前胸和后背接触, 记录到每一次心脏收缩都伴随一次电活动, 此举开创了人体描记 ECG 的先河。

有了前辈们的杰出工作, Einthoven 于 1895 年改进了毛细管静电计并获得了 5 个清晰可辨的心电波形, 将其分别命名为 P、Q、R、S、T 波, 这套命名体系一直沿用至今。1901 年, Einthoven 又改进了弦线式电流计, 真正使 ECG 机成为一种可以用于心血管疾病诊疗的实用工具(图 2.1)。ECG 在临床医学的百余年应用、发展由此起步, 并深刻地改变了心血管疾病诊疗的面貌。

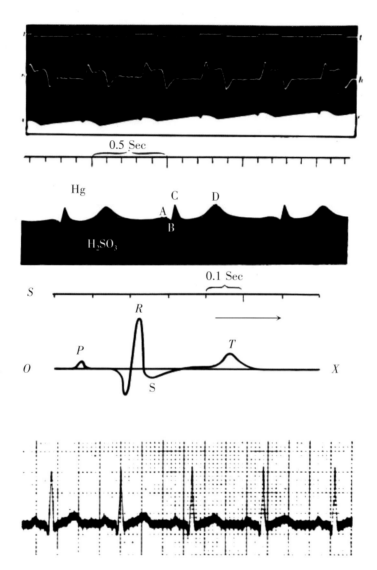

图 2.1　上面部分是 Waller 采集的心电信号；中间部分是 Einthoven 采用改良的毛细管静电计采集的心电信号；下面部分是弦线式电流计采集的心电信号。

（陈康寅）

第2节　心电设备及理论的迭代与发展

一、弦线式ECG机

弦线式ECG机是第一种真正实用的心电记录设备。在此之前,Waller采用的是毛细管静电计记录心电信号,但该设备受限于毛细管水银柱的惯性与摩擦力,使其图形缺乏稳定性,无法真正应用于临床。Einthoven受弦线式电流计的启发,改进了弦线式ECG机。该设备尽管非常笨重,重达270kg,且需占用两个房间,但它最大的特点是装有500倍放大的显微镜,可清晰、稳定地捕捉到微弱的心电信号。1903年,Einthoven发表了题为《一种新的电流计》的论文,标志着弦线式ECG机正式成为一种实用的心电设备,ECG临床应用的时代正式开启。北京协和医院曾在1928年购置了2台弦线式ECG机,开启了我国ECG应用的先河。

随着ECG机的应用,心电理论也逐步完善。1908年,Einthoven正式提出标准肢体导联理论,将患者左臂、右臂、左下肢的电极顺序连接可形成心脏点位的等边三角形,以此电极连接便可记录下Ⅰ、Ⅱ、Ⅲ标准肢体导联的心电信号。双极标准肢体导联ECG在临床应用了20余年。1920年,Lewis对双极标准肢体导联系统提出了修改意见,他认为肢体导联距离心脏较远,信号较弱,且只反映心脏冠状位心电向量变化,无法反映心脏矢状位的相应变化。由此他设计了单极探查电极,并将其放在前胸部和3个肢体导联部位,而将无干电极设为中心电端。1933年,Wilson在Lewis理论的基础上进一步完善,由此,12导联ECG系统正式形成。但Wilson的12导联ECG系统仍存在明显缺陷,aVR、aVL、aVF导联电压太低,不便于观察测量。1942年,Goldberger创造性地提出在记录单极肢体导联(aVR、aVL、aVF)ECG时,将该肢体与中心电端的连接切断,用另外两个肢体导联的连接形成无干电极,此时单极肢体导联电压显著升高。自此,单极加压肢体导联aVL、aVR、aVF最终形成,并沿用至今。

二、电子管、晶体管ECG机

自 Einthoven 发明弦线式ECG机之后,针对ECG机的改进一直在继续。在 20 世纪 50 年代以前,由于电子管和晶体管的发明,ECG机小型化、轻型化、敏感性取得了巨大进步。1921年,德国西门子和霍尔克斯公司率先采用了真空管和示波器两大技术,大大提高了敏感性,而且使机器的体积显著变小,并实现了信号记录的屏幕化。该设备可以放在一辆四轮医用手推车上。1930年设计的仪器可以装在一个便携式操作箱里,由一位医生带到患者的家里使用。到了1934年,西门子公司又制造出了第一台电子管放大ECG机,但当时价格高昂,与一幢豪华别墅相当。到1938年,最小体积的ECG机只有14kg重。

与此同时,ECG的记录方式也发生着巨大的变革。早期ECG机采用的是昂贵、费时的照相技术。到了1932年,瑞士科学家Duchosal设计出了记录笔。1945年之后,随着伺服电子技术的运用,记录笔的失真问题得以解决,笔式记录由于其具备廉价、实时的优点被广泛应用。由此,ECG检查真正具备了实时、便捷、廉价的特点。此外,1945年后,随着放大电路愈加成熟,差动放大器出现,ECG机的抗干扰能力显著提高。此后,随着时代进步,晶体管逐步取代电子管,集成电路又逐步取代了晶体管,ECG机进一步向小型化、轻型化发展,而且可以采用交、直流电源,并出现了用电池供电的便携式ECG机,进行ECG检查已不再受某些特定条件的限制。

中华人民共和国成立后,我国的ECG机自主研发也取得了长足的进步。1958年,上海医用电子仪器厂试制成功409型电子管ECG机,当年就生产了202台,结束了我国ECG机完全依赖进口的历史。1961年,7121型ECG机研制成功,它改进了热笔和传动结构,显著提高了性能和稳定性。1969年,晶体管与电子管混合型的ECG机研制成功,性能和质量有了新的提高,实现了ECG机小型化、轻型化。到了20世纪70年代以后,国产集成电路型ECG机的研发取得了显著进展。国产心电设备的研发为我国在艰难岁月追赶国际先进国家的步伐、改善人民健康福祉做出了巨大贡献。

三、数字化ECG机

传统模拟信号的ECG机采用的是模拟放大信号,只能使用模拟滤波器去除交流电的干扰,所以传统ECG机的截止频率多设置在40Hz范围内,记录的心电信号失真较大，ECG的高频信号失真尤其严重。更为关键的是，心电资料作为一种非常重要的临床和科研资料，需要长期保存，但传统ECG机多采用热敏纸打印，容易变淡、褪色，难以长期保存，而且需要手工测量分析，给后续的保存、教学和研究带来巨大挑战。

20世纪70年代后，随着计算机应用的深入，数字ECG机陆续问世。相较于传统模拟信号ECG机，数字ECG机具备模数转换器、微处理器和数字化记录设备，分别对采集到的心电信号进行数字化转换、分析处理和描记输出。随着技术发展，后续研发的数字化ECG机还配有液晶显示屏、各种通讯端口、ECG参数的自动检测报告等。

数字ECG机继承了模拟信号ECG机的优点，如心电波形描记准确、完整。同时，又对模拟信号ECG机有所改进，主要表现为它改善了设备的重现性和灵活性，比如消除了阻尼引起的R波失真，消除了电磁波的干扰，使波形显示粗细、浓淡均匀；解决了记录器低频响应记录的难题，使设备的频响范围扩大150Hz；数字滤波提高了滤波精度，可有效去除呼吸、肌电的影响，使心电波形更加清晰、准确。更为重要的是，数字ECG机采集的心电信号可以瞬时回放、永久保存、实时传输，永不失真。20世纪80年代开始，随着大规模集成电路和计算机芯片的使用，加之软件研发的进步，12导联同步描记ECG机得以研发并应用于临床，为复杂心律失常的诊断提供了有力武器。此外，数字化ECG机的发明，使得24小时动态ECG、各种心电监护设备、心电标测系统、信号平均ECG等心电衍生设备的应用、推广得以真正实现，心电学的临床应用进一步拓宽。

四、ECG自动诊断程序及系统的发展

ECG自动诊断程序是数字ECG机的重要组成部分之一。随着ECG在临床的广泛应用，由此产生的海量ECG需要大量的心内科医生或ECG医生进行判读。ECG自动诊断程序的开发是计算机医学领域应用最成功的典范之一，它可以帮助医生提高工作效率，从大量烦琐的图形识别中解脱出来，在长时程的心电检查如Holter的结果分析中尤显重要。自动诊断程序读图速度快、精度高，为毫秒级，是人工测量精度的10倍；并且采用同一判读标准，可有效避免人为干扰。

早在20世纪50年代末，科学家就开始着手ECG自动诊断程序的开发。1959年，在美国华盛顿举行的一次关于ECG数据处理方法的会议上，Pipberger提出了一个心

电自动诊断模型。1960年,第一个专用ECG波形自动识别系统建立起来。自此,ECG自动诊断分析系统的开发正式展开。20世纪70年代,欧美开始有一些商业化的ECG自动诊断中心出现,他们依托当时较先进的计算机设备和心电自动分析软件,对各医院通过电话线路传输过来的ECG信息进行远程自动诊断,一个中心每年可诊断140余万件ECG。1984年成立的国际计算机ECG协会(ISCE)每年都召开计算机ECG应用学术年会,展示该领域最新的研究成果。

ECG自动分析过程由三部分组成:

·心电信号预处理,主要针对各种干扰信号,如工频干扰、肌电干扰、电源干扰等进行滤波处理;

·波形检测,对ECG的特征参数,如心率、PR间期、QRS时限、ST段、QT间期等进行识别和计算;

·心电诊断,根据ECG自动测量获得的结果,参照判断标准,依据医学知识做出相应诊断。

其中,准确的波形检测是获得正确诊断的关键。

目前,绝大多数的ECG机自动诊断参照的标准为美国心脏病学会(AHA)推荐的参考标准。

就ECG自动诊断程序开发而言,20世纪70年代,商业化的心电自动诊断软件就已出现,惠普、Marquette、Telemed、东芝、日本光电等公司是这一领域的开拓者。经过几十年市场大浪淘沙,目前国外主要的心电分析程序有飞利浦公司的DXL ECG算法、GE公司的Marquette 12SL ECG分析软件和Glasgow 12导联ECG分析软件、日本福田公司的高级心电分析系统(Ver.S2)、日本光电的心电分析系统(ECAPS)12C等。国内的有理邦的智能心电测量分析程序、科曼的ECG V8.0心电自动分析软件、迈瑞的Glasgow算法等。总体上,我国心电自动诊断程序起步较晚,商业化程序开发相对落后,但近年来,一些公司诸如理邦、科曼等也开始重视拥有自主知识产权的心电诊断程序的开发和持续迭代,已经在软件性能和可靠性上获得了长足的进步。

(陈康寅　陶华岳)

第3节　心电设备发展的方向

一、可穿戴心电设备

可穿戴心电设备是可直接穿戴在人体,以实现连续、长程监测的心电设备,它可有效捕捉偶发或阵发心血管事件。可穿戴心电设备的出现是心电设备数字化和小型化的必然结果,在心血管疾病发病率居高不下、老龄化不断加重,而医疗供给相对不足的当下具有非常巨大的社会需求和应用前景。可穿戴心电设备的研发可有效节省医疗卫生资源,以实现疾病诊疗模式向着以预防为主的主动健康模式转变。

动态 ECG 是人类最早研发的可穿戴心电设备。1961 年,美国生物物理学家 Holter 发明了一个重约 1kg 的便携式心电监测设备,其通过磁带对心电信息进行长达数小时的记录,从而实现了院外动态心电监测,为各种短暂心血管事件的诊断提供了更多机会。动态 ECG 的发明在心电监护领域具有划时代的意义。

20 世纪 90 年代,随着材料、电子、信息、AI 等学科的发展,可穿戴心电设备的研发逐步受到关注。1999 年,Gopalsamy 等研发出第一款交互式可穿戴系统 Smart Shirt。进入 21 世纪,尤其是近几年来,可穿戴心电设备如雨后春笋般不断涌现。当代的可穿戴设备主要由以下四个部分组成,即信号感知层、数据传输层、信号处理层、信息反馈层。信号感知层采集心电信息,由贴合在皮肤上的电极实现。数据传输层负责将心电信息传送至移动终端或云端服务器,可通过 Wi-Fi、蓝牙等无线通信技术实现。信号处理层对心电信号进行滤波、特征提取、整理分类,并利用大数据、AI 等方法对心电信息进行分析、诊断。信息反馈层则是将心电信号诊断结果反馈至医疗机构和患者,最终完成医患互动。

2014 年,美国食品药品监督管理局(FDA)首次批准了 AliveCor 公司研发的 Kardia Mobile,标志着可穿戴心电设备进入了医疗级产品时代。Kardia Mobile(图 2.2)依托于手机,使用者通过双侧手指触摸电极片采集心电信息,每次最多可采集 30 秒,可检测心房颤动、心动过缓、心动过速等 3 种心律失常。随着苹果手表等可穿戴设备的普及,2017 年为苹果手表匹配的 Kardia Band(图 2.3)获得 FDA 批准。除了苹果手表背面的

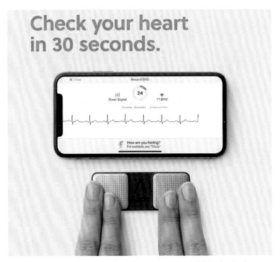

图2.2　AliveCor公司研发的Kardia Mobile(图片来自AliveCor)。

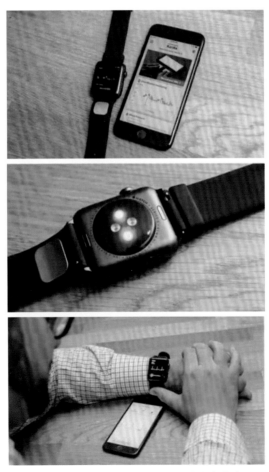

图2.3　AliveCor公司研发的Kardia Band(图片来自AliveCor)。

心率传感器,Kardia Band 在表带上增加了一个电极传感器,用户只需把对侧(未佩戴一侧)手指放置在电极上,采集 30 秒,Kardia Band 就通过蓝牙连接将数据发送给苹果手表,在屏幕上显示出 ECG。

众所周知,可穿戴心电设备的监测导联数目与监测结果的准确性密切相关,但导联数的增加,尤其是胸前导联数目的增加却和设备的小型化和患者体验的舒适度相悖。单导联、三导联和 12 导联可穿戴心电设备均已研发上市。单导联设备如 Kardia Moblie 或 Kardia Band,体积小,大多为贴片式设计,常见的是模拟胸前三导联或肢体单导联。相较于单导联可穿戴设备,三导联可获得更多心电信息,一般采用模拟胸前三导联或者肢体三导联,对大部分心律失常都可有效诊断。目前,BORSAM 公司的 iTengo Patch Plus、Heal Force 公司的 Prince 180B 都属于此类产品。

对于心肌缺血等复杂情况的检测往往需要 12 导联 ECG。尽管当前的可穿戴 12 导联心电设备仍显复杂,但与传统的动态 ECG 相比,由于采用了干电极采集心电信号,使用户佩戴的舒适性明显提升。以色列 Health Watch 公司研发的心电 T 恤 Master Caution、联想公司研发的 SmartVest 智能心电衣是其代表。目前国内也有多家公司研发了类似产品。

目前的可穿戴心电设备使用血液容积图传感器来估计心率,其测量的精确性依赖于充分的皮肤接触,但在日常使用中,往往存在声、电、运动等各种干扰,加之在移动过程中,设备与皮肤接触不稳定等因素均会影响信息的采集和结果的判读。因此,在后续研发过程中如何兼顾穿戴的舒适性和信号的稳定性、可靠性仍是亟待解决的问题。

二、AI-ECG 机

ECG 是 AI 在医学领域应用的重要方向之一,近年来逐渐成为研究的热点,一系列激动人心的研究结果正在涌现。

AI 概念的提出肇始于 20 世纪 50 年代末,但受限于模型的不确定性,AI 的应用一直未能真正实施。经历了 20 世纪 70 年代和 90 年代初的两次发展低谷,AI 的应用终于在 1997 年迎来重大突破。那一年,由 IBM 公司研发的机器人深蓝战胜了国际象棋世界冠军,引起了全球轰动,由此成为 AI 发展的重要里程碑。

AI 在医学领域的应用大致上经历了基于专家系统的诊断方法、基于模糊逻辑的诊断方法、基于神经网络的诊断方法三个阶段。

(陈康寅　陶华岳)

第 **3** 章

AI-ECG 的临床应用

第 1 节　概述

AI 在 ECG 中的应用是心血管领域正在发生变革的一个重要方向。近年来，先进的 AI 技术，如深度学习、CNN 等，已经实现了对 ECG 的快速、类似于人类的判读，而多层 AI 网络可以精确地检测到人类判读者基本上无法识别的信号和模式，使 ECG 成为一个强大的生物标志物。大量的临床数字化 ECG 已经被用于开发 AI 模型，用于检测阵发性心房颤动、左心室功能障碍和心肌病，以及高钾血症、瓣膜异常等表型。本章总结了 AI-ECG 检测心血管疾病的现状，讨论并评估了其临床意义、潜在的局限性和发展前景。

ECG 是临床上最为常见和广泛应用的检查方法之一，具有无创、快速、方便、价格低廉等优点。一个世纪以来，标准的 12 导联 ECG 作为一种基本的诊断工具，塑造了心脏病学领域，它提供了一个了解心脏生理和结构状况的窗口，也可以为系统性疾病提供线索。每年全世界会产生数亿份 ECG，对临床医生而言，快速准确地判读 ECG，对疾病的诊断和治疗具有重要意义。

虽然 ECG 的获取已经标准化并具有可重复性，但医生对 ECG 的解释因经验和专业知识水平的不同而有很大的不同。在这种情况下，计算机 ECG 自动诊断技术快速发展，20 世纪 70 年代起计算机自动化辅助的心电诊断系统开始应用于早期的 ECG 机，系统可以对描记生成的 ECG 进行精准测量和分析，并快速给出诊断报告。50 多年以来，计算机辅助解释在心血管临床工作流程中变得越来越重要，是医生判读 ECG 的重要辅助工具。然而，计算机生成的解释基于预先定义的规则和人工识别模式的特征识别算法，并不总是能捕捉到 ECG 的复杂性和细微差别，仍然显示出相当大的误诊率。

数字化医疗的发展和 AI 的进步，使我们非常接近智能化医疗的真正实施。近年来，应用各种形式 AI 的研究呈指数级增长，从有监督的机器学习到无监督的深度学习，应用遍及心血管医学的众多领域[1]。AI 目前正在从研究转向实施，影响着临床心脏病学的各个方面[2]。以深度学习 CNN 为代表的 AI 被广泛应用于计算机视觉、图像处理、语音识别等领域，现已被应用于 ECG 的分析。与传统的基于规则的计算机解释相比，结合 AI 的 ECG 分析具有更高的诊断准确性和工作效率[3]。

事实上，以数字化格式存储和传输的 ECG 原始数据，是 AI 学习的理想样本[1]。使用 ECG 和临床数据集的大型数据库和涉及庞大计算能力的研究已经展示出 AI 的强大效用。AI 与 ECG 相结合孕育而出的算法软件，极大地扩展了对大量 ECG 数据的处理能力，甚至找到了人眼看不到的模式，对特定疾病的诊断准确率也远超临床医生和 ECG 专家[4]。计算能力的提高和数据可用性的同步增长正在重塑 ECG 在现代医学中的角色，我们正在见证 ECG 学的新时代。近年来，在 *Nature Medicine*、*Lancet*、*European Heart Journal*、*Circulation* 等心血管领域重量级杂志上不断有新的 AI 应用于 ECG 的成果报道。本章我们重点介绍 AI 在心血管疾病领域的临床应用、所面临的众多挑战和未来发展前景。

一、AI-ECG

AI-ECG 主要是指将 AI 算法应用于 ECG 分析的技术，其目的是识别疾病，对人群分类分层和辅助临床决策。

AI 是近年来非常热门的词汇，在大数据时代，AI 被描述为"第四次工业革命"[5]。AI 是一种模仿人类智能行为的计算机程序，指的是机器执行人类指定特有的任务的能力，如解决问题或模式识别，当程序被暴露在巨大的数据仓库中，并被要求自己识别模式时，算法开始识别特定特征和特定基本事实之间的关系（包括不断增加的复杂和非线性关系），因此就有了机器学习这一术语。

机器学习指的是计算机在没有明确编程的情况下提高知识的能力，机器学习是一类企图从大量历史数据中挖掘出其中隐含的规律，并用于预测或者分类的算法的总称。更具体地说，机器学习可以看作是寻找一个函数，输入的是样本数据，输出的是期望的结果，只是这个函数过于复杂，以至于不太方便形式化表达。

神经网络（NN）就是模仿人脑的神经元和神经网络结构的机器学习策略。深度学习是机器学习中的一个领域，它使用具有多层的神经网络（因此称为"深度"）来学习一组输入和一组输出之间的函数。训练是通过向网络呈现一组具有其对应的输出标签的输入数据来完成的，并且模型通过应用和调整网络权重来学习某些规则，以最小化误差函数，直到模型输出尽可能接近实际数据值。深度神经网络的优势在于使用它们的能力来识别数据中的新关系，而不依赖于人类选择的特征。传统的计算机模型在进行 ECG 分析时，输入的是形态和时间特征，如 QT、QRS 和 RR 间期，或 QRS 或 T 波形态，输出的是 ECG 节律、血钾水平或左心室射血分数（EF）。由于输入的是人类选择的特征,因此模型的能力仅限于这些特征。相反,在深度学习网络中,输入的特征是由深度网络自身去学习的。使用深度学习,模型可以学习输入数据的表示,其中包括与疾病临床信息相关的特征,而不需要任何人为的偏倚,也不需要人类选择和设计特征,这可能是耗时的、不准确的,并且依赖于专业知识和理论。

二、AI-ECG的应用

将AI应用于ECG解释的首要任务之一是创造全面的、类似人类解释能力的AI模型。多个研究小组已经致力于创建AI驱动的算法,其中一些算法已经在进行初步的临床试验。由于在AI-ECG领域发表的文献数量众多,本章将从论文发表时间和疾病分类两个维度阐述目前AI-ECG的发展现状。

(一)AI-ECG筛查心脏收缩和舒张功能障碍

早在2018年,*JACC*就发表了《机器学习在ECG诊断早期左心室舒张功能不全中的应用》一文[6]。与左心室收缩功能不全相比,左心室舒张功能不全是冠状动脉明显狭窄的早期标志。Sengupta[7]等应用先进的信号处理和机器学习技术,对188例接受冠状动脉计算机体层血管成像(CTA)确定的冠状动脉狭窄和超声心动图识别的早期左心室舒张功能障碍(LVDD)患者的12导联ECG进行LVDD的诊断。ECG信号以类似于傅里叶分析的方式解构,随后被表示为信号频率与时间的曲线图,来改善信噪比。然后,应用机器学习算法从370个经过处理的ECG信号的特征中诊断早期LVDD。经信号处理、机器分析的ECG可以检测出82%的冠状动脉明显狭窄患者,在诊断LVDD方面表现出良好的敏感性(80%)和特异性(84%),在老年、高血压和肥胖患者中表现得更好。

上述文章是早期应用机器学习算法分析ECG的代表,通过这种方式从ECG中收集的信息量远远超过任何视觉解释,并扩展了12导联ECG的诊断潜力。机器学习超越了简单的数据处理,进入了AI领域,计算机可以使用逻辑进行推理操作,从大量来自ECG信号的特征中识别相关数据点。论文的研究规模非常有限,但机器学习在大型、复杂的数据集("大数据")中仍然大有可为。

2019年,在 *Nature Medicine* 发表的一篇来信中,Attia[8]等使用44 959例患者的配对12导联ECG和超声心动图数据,训练了一个大型CNN模型,定义左心室EF≤35%为收缩功能障碍,最终AI模型仅使用ECG就可以识别出心室收缩功能障碍患者。在对52 870例患者进行测试时,AI模型的AUC、敏感性、特异性和准确性分别为0.93、

86.3%、85.7%和85.7%。在同期超声证实没有心室功能障碍的患者后期随访中,AI筛查为阳性的患者未来发生心室功能障碍的风险是AI筛查为阴性的患者的4倍(风险比为4.1,95% CI:3.3~5.0)。

该研究将AI应用于更大规模的ECG,使得ECG可以作为一种强大的筛查工具,用于无症状左心室功能障碍(ALVD)个体的识别,AI模型甚至可以预测未来会进展为低EF的心室收缩功能障碍的个体,AI模型检测到了表现在ECG的早期的亚临床、代谢或结构异常。然而,这一群体是否会从系列筛查或药物治疗中受益,以防止心室功能障碍的发展,目前尚不清楚。

2020年,JACC刊发了Kagiyama[9]等开发的一种机器学习模型,使用临床变量和ECG变量定量评估心肌舒张功能,来检测左心室舒张功能障碍。研究团队在北美的4个机构进行了一项多中心的前瞻性研究,共招募了1202例受试者。来自3个机构的患者(n=814)组成一个内部队列,随机分为训练组和内部测试组(80:20)。来自第4家机构的数据保留为外部测试集(n=388),以评估模型的泛化性。使用信号处理ECG、传统ECG和临床变量开发机器学习模型,并使用测试集进行测试。机器学习模型预测了超声心动图测量的左心室舒张速度(e')在内部和外部测试集的定量值(平均绝对误差:1.46cm/s和1.93cm/s;调整后的R2分别为0.57和0.46)。

该研究将临床变量和ECG变量结合开发机器学习模型,利用容易获得的临床和ECG特征,可以对心肌舒张功能进行定量预测。这一具有成本效益的策略可能是评估左心室功能障碍的第一步,并可能有助于心力衰竭患者的早期诊断和治疗。

(二)AI-ECG对心律失常的诊断

2019年Lancet的一篇文章引发了AI-ECG的研究热潮,Attia[10-12]等收集了标准10秒12导联ECG,利用CNN研制了一种AI网络,用于检测正常窦性心律时心房颤动的ECG特征。研究者将至少有一次ECG伴心房颤动或心房扑动的患者归类为心房颤动阳性。对180 922例患者的649 931份正常窦性心律ECG进行分析,以7:1:2的比例将ECG分配给训练、内部验证和测试数据集。节律标签由训练有素的人员在心脏病学家的监督下进行标注。3051例(8.4%)患者在模型测试正常窦性心律前已证实为心房颤动。单次AI-ECG诊断心房颤动的AUC为0.87(95% CI:0.86~0.88),敏感性为79.0%(77.5~80.4),特异性为79.5%(79.0~79.9),F1积分为39.2%(38.1~40.3),总准确率为79.4%(79.0~79.9)。将研究开始日期或第一次记录的心房颤动ECG前31天的所有ECG包括在内,AUC提高到0.90(0.90~0.91),敏感性提高到82.3%(80.9~83.6),特异性提高到 83.4%（83.0~83.8），F1 积分提高到 45.4%（44.2~46.5），总准确率提高到 83.3%（83.0~83.7）。

该研究使用了大量 ECG 作为机器学习的样本，并进行了规范的外部验证，研究表明，AI 可以通过窦性心律识别心房颤动。作者提出了一种假设，即由心房结构变化引起的心房颤动的特征可以通过训练有素的 AI 模型来识别，这种假设为后续更多的 AI-ECG 模型提供了一种可解释的理论基础。

同年 *Nature Medicine* 发表了 Hannu[13] 等开发的一种 DNN，研究者利用来自 53 549 例使用单导联动态心电监测仪的患者的 91 232 份单导联 ECG，对 12 个节律类别（心房颤动和心房扑动、房室传导阻滞、二联律、异位房性心律、室性自主节律、交界性心律、噪声、窦性心律、室上性心动过速、三联律、文氏型传导）进行分类。当根据一个由董事会认证的执业心脏病学家组成的共识委员会注释的独立测试数据集进行验证时，DNN 在 ROC 下的平均 AUC 为 0.97。DNN 的平均 F1 评分（0.837）超过了普通心脏科医生（0.780）。

当特异性固定在心脏科医生达到的平均特异性时，DNN 的敏感性超过所有节律类别的心脏科医生的平均敏感性。

这项研究表明，深度学习方法可以从单导联心电信号中对多种不同的心律失常进行分类，具有与心脏病学家相似的高诊断性能。如果在临床环境中得到证实，这种方法可以通过对最紧急的情况进行准确的分诊或优先排序，降低计算机心电解释的误诊率，并提高专家对人类心电解释的效率。

2020 年在 *Nature Communication* 上，Ribeiro[14] 等进一步提出了一个 DNN 模型，该模型在一个包含 200 多万个标签的数据集中进行训练。DNN 在识别 12 导联心电记录中的 6 种异常（Ⅰ度房室传导阻滞、右束支传导阻滞、左束支传导阻滞、窦性心动过缓、心房颤动、窦性心动过速）方面优于心脏科住院医生，F1 评分在 80% 以上，特异度在 99% 以上。

在单导联的背景下，这项研究表明，基于 DNN 的 ECG 分析可以很好地从单导联推广到 12 导联 ECG 的检查，使这项技术更接近标准的临床实践。

（三）AI-ECG 预测急性冠状动脉综合征

2020 年发表于 *Nature Communication* 的另一篇文章，Al-Zaiti[15] 等进行了基于机器学习的方法来预测胸痛患者潜在的急性心肌缺血的研究。研究者利用 12 导联 ECG 的 554 个时间和空间特征，在两个独立的前瞻性患者队列（$n=1244$）中训练和测试了多个分类器。在保持较高的阴性预测值的同时,与商业解释软件相比,最终的AI融合模型实现了52%的敏感性提升,与经验丰富的临床医生相比,模型实现了37%的敏感性提升。在移除ST段抬高型心肌梗死的病例并重复分析后,模型对非ST段抬高急性冠状动脉综合征事件的预测性能仍然优于经验丰富的临床医生和商业ECG软件。

该研究同时完成了AI-ECG模型的训练和前瞻性测试,与其他AI模型的不可解释性相比,该模型证实了ECG的时间和空间特征对于AI模型训练的价值,为急性冠状动脉综合征的快速准确判断提供了重要的研究基础。

(四)AI-ECG检测心肌病变

2020年,*JACC*发表了Ko[16]等建立的一种基于12导联ECG的AI检测肥厚型心肌病(HCM)的方法。该研究包括2448例确诊为HCM的患者和51 153例非HCM且年龄、性别匹配的对照组,用数字12导联ECG对CNN进行训练和验证。然后,在612例HCM患者和12 788例对照受试者的不同数据集上,测试了CNN检测HCM的能力。经过训练和验证,验证数据集中CNN的AUC为0.95(95% CI:0.94~0.97)。在测试数据集时,CNN的AUC为0.96(95% CI:0.95~0.96),敏感性为87%,特异性为90%。

HCM是一种罕见但重要的心脏性猝死原因。在大多数情况下,超声心动图结合临床病史可以确定肥厚型心肌病的诊断,但在无症状的个体中广泛使用超声心动图检测肥厚型心肌病是不切实际的。这一模型为HCM的筛查带来了希望,但仍需要进一步的改进和外部验证。

另一组研究人员[17]使用大型的12导联ECG数据集来训练机器学习模型,用于检测HCM和其他心脏结构指标及疾病。虽然采用了与前述研究不同的模型结构,但该模型对HCM的检测性能也相当好,AUC为0.91。值得注意的是,研究人员还报告了在肺动脉高压(AUC 0.94)、心脏淀粉样变性(AUC 0.86)和二尖瓣脱垂(AUC 0.77)检测方面的良好表现。

2021年Goto[18]等在*Nature Communication*发表文章,提出了一种利用ECG或超声心动图作为输入的AI模型来检测心肌淀粉样变性的方法。这些模型分别在多个学术医学中心进行训练和验证,检测心肌淀粉样变性的C统计量分别为0.85~0.91、0.89~1.00(ECG)和0.89~1.00(超声心动图),并且心电图预筛查提高了超声心动图模型的性能。

这些模型的良好诊断性能表明,基于AI-ECG算法对心肌病变的筛查是可行的,并且可以推广到其他少见或罕见的心脏病中。

（五）AI-ECG 筛查高钾血症

2019 年 *JAMA Cardiology* 发表了一篇 AI-ECG 检测高钾血症的文章，Galloway[19]等开发了一种深度学习模型，能够从 ECG 中进行非侵入性高钾血症筛查，并评价了 AI 模型在慢性肾脏疾病（CKD）患者 ECG 高钾血症检测中的作用。该模型使用来自近 450 000 例同时接受血钾水平评估的超过 150 万份 ECG 来检测 ≥5.5mmol/L 的血钾水平。该模型在多中心外部验证队列中显示出 90% 的敏感性和 89% 的特异性。

该算法可用于检测临床上无症状但有临床意义的高钾血症，无须抽血，并可方便远程患者诊疗，包括对心力衰竭患者的利尿剂等药物的剂量调整、CKD 患者的血液透析时间管理等，与此类似，AI-ECG 用于其他电解质紊乱似乎也是可行的。

（六）AI-ECG 筛查心脏瓣膜疾病

2021 年 *European Heart Journal* 发表了 Cohen-Shelly 等[20]使用 CNN 开发 AI-ECG 来识别中重度主动脉瓣狭窄（AS）患者的研究。选取 258 607 例在 180 天内进行超声心动图和 ECG 检查的成年人，随机分配到训练组 129 788 例（50%）、验证组 25 893 例（10%）、测试组 102 926 例（40%）来开发 AI-ECG 模型。测试结果表明，AI-ECG 检测 AS 的 AUC 为 0.85，敏感性、特异性和准确性分别为 78%、74% 和 74%。AI-ECG 识别为假阳性的患者 15 年内发生中度或重度的风险是 AI-ECG 识别为真阴性患者的两倍（危险比为 2.18，95% CI：1.90~2.50）。

本研究再次展现了 AI-ECG 在筛查心脏瓣膜病方面的巨大潜力，AI-ECG 可以作为强大的筛查工具，除了主动脉瓣，二尖瓣、三尖瓣、肺动脉瓣的异常或许也是未来的研究方向。

除此以外，还有许多 AI-ECG 的成果已经发表，涉及心血管临床诊疗的各个方面，如判断患者对心脏再同步化治疗的反应[21,22]、识别心肌梗死[23-25]、长 QT 综合征[26]等。

三、AI-ECG 的前景与挑战

使用神经网络的 AI 已经被应用于复杂的数字化数据中细微模式的识别，包括图像识别、自动驾驶汽车、病理标本中的病变识别、语音识别、语言翻译、乳房 X 光线检查的自动检测等[27,28]。与心脏病变过程相关的代谢和结构紊乱可能导致 ECG 的变化，这些变化可以被适当训练的神经网络可靠地检测到。与通过临床病史、病历回顾或影像学检查获得的数据相比，用来开发 AI 模型的 ECG 数据非常容易获取，这会大大加速 AI-ECG 在临床中的应用，从而提高临床工作效率。前文所描述的 AI-ECG

已证明的功能有可能影响患者诊疗的范围,包括筛查、诊断、预测,以及个性化治疗选择和监测。

关于AI-ECG算法性能的初步数据显然是有意义的,但这些技术只有在证明可以改善临床实践和患者预后的情况下才有意义。为此,几项AI技术目前正在各种临床应用中进行测试。EAGLE试验[29],即利用ECG识别左心室功能障碍的算法,目前试验结果已经公布在 *Nature Medicine* 上。这项研究[30]旨在评估基于ECG的AI支持的临床决策支持工具是否能够早期诊断低EF(≤50%)。结果表明,AI模型增加了低EF的诊断率[(1.6%对2.1%,OR为1.32(1.01~1.61),$P=0.007$)],并且那些被AI确定为低EF可能性高的人群获得了更多的超声心动图(38.1%对49.6%,$P<0.001$)。EAGLE试验是一项重要的研究,因为它是实现AI工具的原型研究,该研究不仅验证了AI模型的实用性,同时评估了来自AI的信息如何被临床医生解释和操作,即人和机器如何交互,帮助我们了解在临床实践中应用AI的潜在障碍和机会。与此同时,在用正常窦性心律期间获得的12导联ECG来识别伴发的静止性心房颤动或近期心房颤动的Beagle试验也开始前瞻性地评估AI算法筛查心房颤动的实用性。AI-ECG对临床诊疗和最终对患者预后真实影响的证据基础仍有待建立。

AI带来了巨大的机遇,但同时也面临着质疑与挑战。第一,鉴于模型通常来自高质量的数据库,其具有精心获得的ECG和表型良好的患者,它们在现实世界常规临床实践中获得的ECG的应用可能很差。同样,尽管这些模型可能在一个人群中表现良好,但它们需要对不同人群的外部有效性进行严格评估。第二,神经网络中的不可知性方法是一种最佳表示,但这种方法也是非线性的,输入和输出数据之间的学习关联目前无法解释,这使得该模型成为一个“黑匣子”,人类无法理解网络如何做出决定,这是关于深度学习临床应用的问题之一。很多机器学习算法产生的结果无法在不同人群中进行推广,而这些算法通常又是采用“黑匣子”的形式存在,因此很难理解或者编辑。类似的偏倚可能导致一个机器学习的模型仅适用于训练数据集中包含的特定人群、特定技术设备或特定临床实践情况。因此,不可知性的机器学习模型,如更传统的Logistic回归、强化学习和随机森林模型,仍然有希望并有助于为研究和临床实践提供信息。第三,许多深度学习算法也容易受到对抗性学习资料的影响,因此当算法检测到了人眼无法识别的错误模式,最终可能会导致对测量参数的一致性错误分类。

除此之外,在AI文献发表时,由于训练集和测试集之间的真正联系缺乏透明性,也会增加评估出版文献质量的难度。最后,与大多数其他支持 AI 的工具一样,AI-ECG 模型的开发需要用于训练、验证和测试的大型数据集。在某些情况下,可能需要多中心协作来开发高精度模型。在这一过程中和在任何 AI-ECG 模型的外部验证期间,世界各地的研究团队之间交换了大量患者数据,这引发了人们对敏感患者信息的安全和保护的担忧,这些信息可能容易受到网络攻击或其他威胁,当前环境下的传统加密方法可能不足以缓解这种担忧。

四、总结与展望

AI-ECG 技术在心血管医学领域蓬勃发展,深度学习和 AI 应用于无处不在的 ECG 的潜力已开始显现。在 ECG 诊断、心血管风险预测、临床决策支持、临床事件分析等多个方面潜力巨大,AI-ECG 的研究仍处于初级阶段,但不断增长的临床研究将决定这些 AI 工具的价值,它们在临床领域的最佳部署,以及它们迄今在多方面难以预测的影响,与任何医疗工具一样,AI-ECG 必须经过审查、测试和验证,临床医生必须经过培训才能正确使用它,但当 AI-ECG 集成到医疗实践中时,AI-ECG 有望改变临床诊疗。随着未来对这一技术的更深入研究和探索,以 AI 为基础的智能化临床工作模式必将深刻地影响心血管医学领域。

(薛政凯　陈康寅)

第 2 节　冠心病

一、什么是冠心病

冠心病是"冠状动脉性心脏病"(CHD)或"冠状动脉疾病"(CAD)的简称,也称作"缺血性心脏病"(IHD),主要包括冠状动脉粥样硬化性心脏病和冠状动脉功能性改变(即冠状动脉痉挛)。由于冠状动脉粥样硬化是导致心肌缺血和缺氧的最主要的病因(占 95%~99%),因此临床上常用"冠心病"来代称"冠状动脉粥样硬化性心脏病"。

冠心病是最常见的心血管疾病,急性冠状动脉事件具有高死亡率和高致残率。冠心病是西方发达国家的主要死亡原因,在我国,缺血性心脏病占单病种死亡的第二位。根据《中国心血管健康与疾病报告2020》[31]可以推算我国冠心病现患病人数高达1100余万,中国冠心病患病率及死亡率总体上仍处于上升阶段,且发病呈现年轻化趋势,是威胁居民健康的重大公共卫生问题,早期临床诊断和预防性干预治疗对冠心病高危人群起着至关重要的作用。

冠心病的发病基础是由心脏及冠状动脉的解剖结构和生理特点决定的。冠状动脉是供给心脏血液的动脉,分出左、右两大支,即左主干和右冠状动脉,左主干又可分为左前降支和左回旋支,这些主要分支又继续分出更多小的分支,动脉粥样硬化可以发生在其中的任何一支或多支。正常情况下,心肌的需氧与冠状动脉的血流和供氧保持动态平衡,当冠状动脉发生病变引起管腔狭窄时,这种平衡就会被打破,诱发心肌缺血。持续而严重的心肌缺血可以导致不可逆的细胞损伤和心肌坏死。当心肌细胞发生缺血性损伤时,细胞膜上的钠-钾泵功能受到影响,钠离子在细胞内积聚而钾离子向细胞外漏出,使细胞膜在静止期处于低极化(或部分除极化)状态,在激动时又不能完全除极,产生所谓的损伤电流。这种电信号的变化在ECG上最常见的异常是ST-T改变,包括ST段压低(水平型或下斜型)、T波低平或倒置表现为ST段的偏移。此外,心肌缺血也可增加发生各种心律失常的可能。

根据心肌缺血的发生机制、发展速度和预后的不同,临床上常将冠心病分为慢性稳定型冠心病(SCAD)和急性冠状动脉综合征(ACS)两大类。SCAD包括慢性稳定型心绞痛、缺血性心肌病和ACS之后稳定的病程阶段。根据发作时ECG特点的不同,ACS可分为ST段抬高型心肌梗死(STEMI)、非ST段抬高型心肌梗死(NSTEMI)和不稳定性心绞痛(UA),其中NSTEMI与UA合称为非ST段抬高型急性冠状动脉综合征(NSTE-ACS)。

二、为什么应用AI-ECG

ECG是一种快速、无创、有效的诊断和评估各种心脏疾病风险的工具。心肌缺血如心肌梗死、急性冠状动脉综合征和心绞痛的筛查也依赖于ECG。ECG反映了心脏的电生理状态,因而包含了心脏电生理功能方面的丰富信息。事实上,ECG数据非常复杂,ECG的解释需要丰富的临床经验,但即使有丰富的临床相关数据,未经培训的医生也无法有效地使用这一强大工具。同时,人类对ECG的解释的重现性因经验和专业知识水平的不同而有很大的不同。计算机辅助的ECG自动诊断系统可以对描记生成的ECG进行精准测量和分析,并快速给出诊断报告。然而,计算机生成的解释是基于预先定义的规则和人工模式的特征识别算法,并不总是能捕捉到 ECG 的复杂性和细微差别,仍然显示出相当大的误诊率。随着 AI 的进步,以深度学习神经网络(NN)为代表的 AI 已被广泛应用于计算机视觉、图像处理、语音识别等领域,现已被应用于冠心病患者 ECG 的分析。最近的研究表明,ECG 可能包含即使是训练有素的专家也无法识别的信息,但这些信息可以通过计算机提取出来。AI 网络可以从冠心病患者的心电信号中提取有价值信息以供临床决策,并且具有更高的诊断准确性和工作效率。

三、AI-ECG 应用于冠心病诊断的研究进展

由于不同的研究者常使用不同的词汇来描述冠心病相关疾病,因此本书所涉及的研究有可能会出现疾病种类的交叉或重复,下文主要从冠心病、心肌梗死、心肌缺血三个方面来介绍相关的研究进展。

(一)冠心病的检测

2016 年,Davari 等[32]提出基于优化的支持向量机(SVM)的冠心病自动诊断模型。研究者利用从 ECG 中提取的心率变异性(HRV)信号的时域、频域和非线性特征,自动诊断正常和冠心病。算法从正常 ECG 中检测 CAD 的准确性为 99.2%,敏感性为 98.43%,特异性为 100%。基于生物医学信号特征提取的方法是预测患者健康状况的合适方法。

2017 年,Altan 等[33]提出运用深度置信网络(DBN)诊断冠心病。该系统使用来自 PhysioNet 数据库的 24 小时 ECG 信号,从中提取 15 秒的短 ECG 片段,并利用 Hilbert-Huang 变换对短期心电信号进行特征提取,从而将 CAD 和非 CAD 患者分开。根据 DBN 对 CAD 组和非 CAD 组的短 ECG 信号进行分类,准确性、特异性和敏感性分别为 98.05%、98.88% 和 96.02%。

2020 年,Butun 等[34]使用了神经网络中的胶囊网络(CapsNet)从心电信号中自动检测冠心病。研究者使用取自 40 例正常人和 7 例冠心病受试者的 CapsNet 在 2 秒(95 300)和 5 秒(38 120)的 ECG 节段上自动检测冠心病,并采用了 5 倍交叉验证技术来评价模型的性能。模型对 2 秒和 5 秒心电信号组的诊断准确性分别为 99.44% 和 98.62%。研究证明,该模型可以自动从原始心电数据中学习相关的表示,而不需要使用任何手工技术,可以作为一种快速、准确的诊断工具来帮助心脏科医生。

Jahmunah 等[35]研究了基于心电信号的 GaborCNN 模型对冠心病、心肌梗死和充血

性心力衰竭的自动检测。研究者使用CNN和独特的GaborCNN模型将ECG信号自动分类为正常、CAD、心肌梗死(MI)和充血性心力衰竭(CHF)。CNN和GaborCNN模型对正常、冠心病、心肌梗死和充血性心力衰竭四级分类的准确率分别达到98.5%以上。与CNN模型相比,GaborCNN模型具有良好的性能和较低的计算复杂性。另一个研究团队,Lih等[36]运用CNN,和CNN与长短时记忆(LSTM)组合模型,将ECG信号分类为CAD、MI和CHF,研究者开发了一个16层LSTM模型,并进行10倍交叉验证,分类准确性可到98%。

(二)心肌梗死的检测

2018年,武汉大学的研究人员[37]探索了实时多导联CNN在心肌梗死检测中的应用。通过设计一种利用多导联心电信号的节拍分割算法,获得多导联节拍,并采用模糊信息粒化(FIG)进行预处理,然后将节拍输入多导联CNN(ML-CNN)。使用来自PTB数据库的ECG数据集评估算法,该算法的敏感性为95.40%,特异性为97.37%,准确性为96.00%。该方法在移动医疗应用中具有良好的潜力。

2020年在 *Nature Communication* 杂志上,Al-Zaiti[38]等提出了使用标准的院前急救12导联ECG基于机器学习的方法来预测胸痛患者潜在的急性心肌缺血。研究者使用12导联ECG的554个时间和空间特征开发和测试了多个模型,并在美国的3家三级诊疗医院的两项大型前瞻性独立队列研究中(n=1244)验证和测试了这种模型的性能。最终,在保持较高的阴性预测值的同时,模型的敏感性比商业ECG解释软件提升52%,比经验丰富的临床医生提升37%。在移除STEMI病例并重复分析后,模型对非ST段抬高ACS(NSTE-ACS)事件中的性能仍然优于经验丰富的临床医生和商业ECG软件。

传统的ECG判读方法检测心肌梗死的可靠性较低,使用CNN的AI可以准确地识别ECG图像和模式。Makimoto[39]等利用包含289例ECG(包括148例心肌梗死)的PTB ECG数据库,开发了一种识别ECG中心肌梗死的CNN。最后,CNN和10名医生接受了测试集ECG的测试,与内科医生相比,CNN模型的F1评分和准确性显著提高(P<0.0001)。使用简单的CNN进行图像分析的深度学习在识别ECG上的心肌梗死方面可达到与内科医生相当的能力。而在上海第十人民医院发表的文章[40]中,研究者利用667个STEMI ECG集和7571个对照ECG集,开发了一种基于AI的STEMI自动诊断算法。在与心脏病专家的对比测试中,该算法的AUC值为0.9740,其敏感性、特异性、准确性、精确度和F1评分分别为90%、98%、94%、97.82%和

0.9375，而医生的敏感性、特异性、准确性、精确度和 F1 分数分别为 71.73%、89.33%、80.53%、87.05% 和 0.8817 分。这项研究开发了一种基于 AI 的、心脏病学家级别的识别 STEMI 的算法。

2021 年，在 *Euro Intervention* 杂志上，来自中国台湾的研究者[41]开发了一种基于 12 导联 ECG 的深度学习模型（DLM）作为诊断支持工具。回顾性队列研究包括来自 737/287 例冠状动脉造影（CAG）验证的 STEMI/NSTEMI 患者的 1051/697 份 ECG，以及来自急诊室 76 775 例非 AMI 患者的 140 336 份 ECG。80% 和 20% 的 ECG 对 DLM 进行了训练和验证。在人机竞赛中，用于 STEMI 检测的 DLM 的 AUC 为 0.976，明显优于最佳医生。此外，DLM 独立证明了足够的 STEMI 检测诊断能力（AUC=0.997，敏感性为 98.4%，特异性为 96.9%）。在 NSTEMI 检测中，DLM 联合常规心肌肌钙蛋白 I（cTnI）的 AUC 为 0.978，优于 DLM（0.877）和 cTnI（0.950）。

2021 年，在 *Front Cardiovasc Med* 杂志上，深圳龙华中心医院的研究者[42]开发了一种基于 12 导联 ECG 自动诊断 AMI 的神经网络算法。研究者使用开源 PTB-XL 数据库作为训练和验证集，样本量比例为 7∶3。来自 PTB-XL 数据集的 21 837 份临床 12 导联 ECG 可用于训练和验证（训练集 15 285 份，验证集 6552 份）。从美国查普曼大学和中国绍兴市人民医院建立的数据集中随机选择 205 份 ECG 作为测试集。训练集、验证集和测试集的 AUC 分别为 0.964、0.944 和 0.977。AMI 自动定位诊断 LMI、IMI、ASMI、AMI 和 ALMI 的 AUC 分别为 0.969、0.973、0.987、0.961 和 0.996。研究证明，基于残差网络的算法能有效地从 12 导联 ECG 中自动诊断心肌梗死和心肌梗死定位。另一个团队[43]提出了一个多导联集成神经网络（MENN），以区分前心肌梗死（AMI）和下心肌梗死（IMI）与健康对照（HC）。研究者将三种子网络与多导联心电信号相结合，充分挖掘心电信号的信息，提高分类性能。在 PTB 数据库上进行 5 倍主体交叉验证，AMI 检测的敏感性、特异性和 AUC 分别为 98.35%、97.49% 和 97.92%，IMI 分别为 93.17%、92.02% 和 92.60%。该方法在两方面都达到了最先进的结果，并优于基线方法。

Zeng 等[44]提出了一种基于混合特征提取和 AI 工具的 MI 自动检测新技术。利用可调品质因子（Q 因子）小波变换（TQWT）、变分模式分解（VMD）和相空间重构（PSR）提取代表性特征，通过合成标准 12 导联和 Frank XYZ 导联形成心脏向量。它们与神经网络相结合，用于建模、识别和检测心肌梗死引起的心脏系统动力学异常模式。148 例心肌梗死患者的常规 12 导联 ECG 和 Frank XYZ 导联 ECG 信号片段，以及 PTB 诊断 ECG 数据库中的 52 例健康对照,以用于评估。通过使用 10 倍交叉验证方式,模型实现的平均分类准确性为 97.98%。该方法不依赖 ST 波信息,因此可以作为医院的补充 MI 检测算法,帮助临床医生确认诊断,是对用于自动心功能分析的现有 ECG 特征的补充。

Cho[45]等开发并验证了一种基于深度学习的 AI 算法(DLA),用于检测 6 导联 ECG 的 MI。应用 412 461 份 ECG 研制了变分自动编码器(VAE),该编码器利用肢体 6 导联 ECG 重建胸前 6 导联 ECG。分别使用 9536 例、1301 例和 1768 例在 24 小时内接受冠状动脉造影的成人患者的 ECG 数据进行训练及内部和外部验证。6 导联 ECG DLA 和 VAE 的 AUC 分别为 0.880 和 0.854,其性能受冠状动脉病变范围的影响。结果表明,不仅常规的 12 导联 ECG 可以检测到 MI,使用 DLA 的 6 导联 ECG 仪也能检测到 MI。

虽然已有许多研究者对特征提取的深度学习方法进行了研究,但有研究者认为,这些方法对不同导联之间的关系和心电信号的时间特征关注不足。为此,重庆大学的研究人员[46]提出了一种结合 CNN 和双向门控递归单元(BiGRU)框架的多导联注意(MLA)机制(MLA-CNN-BiGRU),用于通过 12 导联心电记录检测和定位 MI。实验结果表明,MLA CNN BiGRU 的平均准确性为 99.93%,敏感性为 99.99%,特异性为 99.63%。

Sharma 等[47]开发了一种基于单通道单导联 ECG 的心肌梗死诊断系统,该系统使用噪声和无噪声的数据集进行验证。原始 ECG 信号取自 Physicalisch Technisch Bundesanstalt 数据库。研究者设计了一种新的用于心电信号分析的双波段最优双正交滤波器组(FB),将特征反馈到 K 近邻(KNN)。使用 10 倍交叉验证技术。该系统对噪声数据集的准确性为 99.62%,对无噪声数据集的准确性为 99.74%。

(三)心肌缺血的检测

Hussein[48]等的研究提出一种新的多导联长间隔 ECG 心肌缺血的检测方案。该方案通过 Choi-Williams 时频分布来观察缺血相关 ECG 成分(ST 段和 PR 段)的变化,提取 ST 和 PR 特征,并将这些特征映射到一个多类 SVM 分类器中,用于训练未知条件的检测,以确定它们是正常的还是缺血的。分类过程使用了来自四个不同数据库的 92 例正常人和 266 例患者的数据。该模型的准确性为 99.09%,敏感性为 99.49%,特异性为 98.44%。

Fernandez 等[49]研究了基于 Holter ECG 记录进行非缺血性心脏病的分类。Holter 记录广泛用于检测短暂发生的心脏事件,如缺血事件。但主要困难在于非缺血性事件(如心率、心室内传导或心脏电轴的变化)产生的假阳性。研究者使用基于连续小波变换(CWT)的新频谱参数和时间参数(如ST段水平和斜率、T波宽度和峰值、R波峰值、QRS波群宽度),改进了长期ST段数据库中缺血性和非缺血性事件的分类。结果表明,使用最近邻分类器的算法模型对缺血性和非缺血性事件的敏感性和特异性分别为84.1%和92.9%。

Gumpfer等[50]提出了基于神经网络的深部心肌瘢痕数据的检测算法。心肌瘢痕的存在是发生缺血性心脏病的一个指标,但心肌瘢痕对ECG的影响是非特异性的,医生通常很难发现。研究者通过对12导联ECG时间序列数据集和临床参数应用6倍交叉验证对模型进行训练和评估。模型的AUC、敏感性、特异性和准确性分别为 0.89、70.0%、84.3%和78.0%。基于ECG的心肌瘢痕检测深度学习模型的高诊断精度可能支持一种新的、可理解的心肌缺血筛查方法。

四、AI在冠心病领域应用的前景和挑战

目前在冠心病领域,诊断冠心病的AI算法多种多样,波形转换、特征提取、智能滤波等各种算法模型"百花齐放"。首先,从医疗工作者的角度来看,冠心病的诊断往往并非单独依赖ECG,而是需要结合患者的临床症状、心血管危险因素、ECG检查、实验室检查, 甚至冠状动脉造影检查等资料才可以诊断,这其中也涉及许多鉴别诊断和解剖学、病理学、生理学等学科知识。尽管已经有许多有效的方法被开发出来,但大多数AI算法并未在真实医疗环境中进行前瞻性的测试和评估,技术的可靠性和准确性仍然未知,未来需要进行更多验证性的工作。其次,许多AI算法往往只针对特定类型的ECG有较好的敏感性、准确性和特异性,并且基于有限的公开数据集开发,这在一定程度上限制了模型的泛化性能,基于较小规模数据开发出来的AI算法很可能会出现过拟合的问题,亟待进一步验证。除此以外,在AI-ECG领域的研究者需要同时具备充足的医学知识和前沿的技术方法,只有这样才能开发出真正可靠的冠心病AI算法,这种跨领域的人才需求仍然是一种挑战。

总而言之,AI-ECG在检测冠心病领域已经显示出巨大的应用潜力、良好前景和优势,但同时也有着AI技术本身的优缺点,随着AI的进一步探索和研究,新的与ECG结合的综合AI算法将会给冠心病乃至整个心血管领域带来深刻的变革和长远的影响。

(薛政凯　陈康寅)

第3节　心力衰竭

　　心力衰竭(简称"心衰")是多种原因导致心脏结构和(或)功能的异常改变,使心室收缩和(或)舒张功能发生障碍的一组复杂的临床综合征,主要表现为呼吸困难、乏力、液体潴留(肺瘀血、体循环瘀血及外周水肿)等。根据左心室射血分数(LVEF)是否下降,可将其分为EF降低的心衰(HFrEF)、EF保留的心衰(HFpEF)和EF中间值心衰(HFmrEF)。根据心衰的起病时间和病程长短,又可以将其分为慢性心衰和急性心衰。多数急性心衰患者经住院治疗后症状可缓解,部分患者转为慢性心衰;而慢性心衰患者常在各种诱因的作用下急性加重而需反复住院治疗[51]。因此,作为各种心脏疾病的严重表现或晚期阶段,心衰死亡率和再住院率始终居高不下。研究显示,发达国家的心衰患病率为1.5%~2.0%,70岁以上人群患病率更是超过10%[52]。据统计,全球共有2600万成人诊断为心衰,而每年新增诊断人数可达360万[53]。其中17%~45%的患者在确诊1年内死亡,其余患者在5年内死亡。预计到2030年,将有超过800万成年人受到心衰的影响[54]。由于慢性心衰具有不可逆转和不断进展的特点,故而其早期诊断具有十分重要的临床意义,已成为临床医生探讨和研究的重要内容。目前心血管疾病的常见检查手段包括ECG、胸部X线片、生物标志物、超声心动图、实验室检查等,其中ECG因其无创、便携、使用方便等优点而成为心血管疾病极其重要的检查手段。心衰时心脏的病理生理变化会导致电活动改变,因此合理应用ECG数据可能为心衰的早期诊断和预后判断提供依据。近年来,迅猛发展的AI为医疗行业带来了前所未有的变革。AI高效便捷的数据处理,使其在临床决策中能为医生提供可靠且便利的循证医学建议。本节重点阐述基于AI的ECG分析在心衰诊断和预防中的应用。

一、心衰诊断

(一)心率变异性(HRV)与心衰诊断

　　HRV和心衰的关系是心力衰竭领域研究的热点问题之一,这类研究大多是利用AI算法对健康人群和心衰患者进行鉴别[55-57]。研究者利用公开的ECG数据库获得数据,其构建的模型均表现出良好的性能。2014年,Liu等[58]为有效检测人群中的充血性心力衰竭(CHF)患者,将支持向量机(SVM)分类器和三种非标准 HRV 特征(SUM_TD、SUM_FD 和 SUM_IE)结合以构建 CHF 分类模型,其模型分析结果极佳,准确性、敏感性、特异性均可达100%。同样,一项2019年的研究[59]利用长短期记忆网络(LSTM)深度学习法识别 CHF 患者,该研究选取 5 个公开数据库的 ECG 进行训练和测试,根据疾病的严重程度将现有数据分成两组进行分析,并选取了 3 个不同的 RR 间期($n=500$、1000 和 2000)进行相互比较。分析结果显示,使用 BIDMC-CHF、NSR 和 FD 数据库时,不同 RR 间期的准确性分别为99.22%、98.85% 和 98.92%;使用 NSR-RR 和 CHF-RR 数据库时,不同 RR 间期的准确性分别为82.51%、86.68% 和 87.55%。尽管此类研究的模型性能较为理想,但其研究重点往往是机器学习方法的改进。其算法通常采用大量的 HRV 参数,这增加了模型的复杂性。同时其所利用的数据库的样本量相对较小,以上都限制了其在临床工作中的进一步应用。

(二)传统算法与心衰诊断

近年来,利用 AI-ECG 分析检测心衰的手段已引起广泛关注。2016年,Masetic 及 Subasi[60]开发了自动化 ECG 心搏分类系统,采用机器学习对正常心搏及充血性心衰心搏进行分类。ECG 数据来源于 BIDMC 充血性心衰数据库和 PTB 诊断 ECG 数据库,研究者提取了其中 2800 份 ECG 数据,其中 1500 份来源于充血性心衰患者,1300 份来源于正常个体。研究者采用自回归(AR)Burg 法进行特征提取,设计了 5 种不同的分类器进行分类,即 C4.5 决策树、k-最近邻(kNN)、支持向量机、人工神经网络和随机森林分类器。其中,随机森林分类器展现出了极为优越的性能,可达到100%的分类精确,ROC 曲线和 F 值均为1。该研究证明,机器学习分类器可以应用于医学心血管领域,并为临床工作提供有价值的信息。

(三)深度学习与心衰诊断

深度学习是机器学习的一个子领域,模型的本质是包含了多个隐含层的神经网络结构。尽管深度学习技术的发展才刚刚起步,但它已经在心血管病的诊治方面彰显出极大的潜力。2018年,Acharya 等[61]开发了一个 11 层 CNN 来识别正常个体和 CHF 患者的 ECG 信号,并使用 4 个不同的数据集测试其性能。其中 B 组展现出了最佳性能,准确性、特异性和敏感性分别为98.97%、99.01% 和 98.87%。结果虽然尚未达到100.00%的准确性,但该研究首次利用 CNN 模型检测 CHF 患者的 ECG 信号,为深度学习的发展奠定了基础。此后,更多的研究不断揭示了深度学习在心衰诊断方面的潜力。

2021年,Cho等[62]获取了17 127例患者的39 371份12导联ECG,使用CNN开发了一种新型AI算法,研究终点设定为检测EF<40%的HFrEF。在内部和外部验证队列,12导联ECG检测HFrEF的受试者工作特征AUC分别为0.913(95%CI:0.902~0.925)和0.961(95%CI:0.951~0.971),单导联ECG检测HFrEF的AUC分别为0.874(95%CI:0.859~0.890)和0.929(95%CI:0.911~0.946)。由于大多数可穿戴ECG设备使用单导联(导联Ⅰ),这些结果表明,可穿戴设备也可以很好地进行HFrEF筛查,从而可以预防疾病不可逆的进展和降低死亡风险。同时该研究提供了模型的可解释性:侧壁和前壁导联对结果检测产生了较大影响,心率、QT间期、QRS持续时间和T轴与模型间存在高度相关性。

2016 ESC指南[51]中明确指出,由于HFpEF患者的LVEF正常,且症状和体征通常无特异性,故而对HFpEF的精确诊断仍困难重重。但近年来,随着AI技术的蓬勃发展,AI辅助下的超声心动图判读已取得长足的进步。Chiou等[63]利用AI模型开发了针对HFpEF患者的快速筛查工具,模型的准确率、敏感性和特异性分别为0.91、0.96和0.85,AUC可高达0.95。该模型通过应用超声心动图中的四腔心视图筛查HFpEF患者,更为快速、省时、精确。

传统机器学习算法和深度学习算法都是AI科学的重要分支,各自发挥着不可替代的作用。但深度学习包括特征学习,可以利用原始数据创建模型,并且自动识别执行任务所需的特征和关系,故而深度学习往往表现出更好的性能。

2019年,Kwon等[64]利用深度学习开发了一项基于ECG诊断心衰的算法(DEHF),并与逻辑回归(LR)和随机森林(RF)算法进行比较。该研究纳入了2所医院22 765例患者的55 163份ECG,主要终点为检测EF降低的心衰(HFrEF,EF≤40%),次要终点为检测EF中间值及射血分数降低的心衰(EF≤50%)。在该模型中,其使用了ECG和人口统计学特征作为预测变量。DEHF识别HFrEF的AUC,内部和外部验证分别为0.843(95%CI:0.840~0.845)和0.889(95%CI:0.887~0.891),结果明显优于LR[0.800(0.797~0.803),0.847(0.844~0.850)]和RF[0.807(0.804~0.810)、0.853(0.850~0.855)];识别次要终点的AUC,内部和外部验证分别为0.821(0.819~0.823)和0.850(0.848~0.852),亦优于LR和RF。除此之外,为了证明深度学习在分类性能上的巨大优势,Cmar等[65]先后采用传统算法和深度学习算法对异常心律失常、充血性心衰和正常窦性心律的ECG信号进行分类,SVM、kNN的准确性分别为68.75%和65.63%,LSTM、混合Alexnet-SVM算法的准确性分别为90.67%和96.77%。

(四)AI-ECG COVID-19 相关心力衰竭

COVID-19 的大流行对全球卫生系统产生了巨大影响,各国开始致力于对相关药物、疫苗及筛查工具的研发。COVID-19 患者不仅会出现呼吸系统症状,一些严重感染的患者还会并发心肌炎,继而诱发心衰甚至死亡,因此对这类患者进行快速诊断是非常必要的。

据悉,ELEFT[66]这一 AI 检测软件已获得 FDA 的 EUA(紧急使用授权)认证,该软件可以通过分析 ECG 检测 LVEF≤40% 的患者,从而辅助临床医生的进一步决策,比如是否有必要进行超声心动图检查。但这一软件只能检测出 LVEF 较低的患者,而且此时大多数患者都已处于心肌受累的进展期,因此识别早期心衰患者有赖于对左心室舒张末压力(LVEDP)的评估。已有研究者致力于通过机器学习算法识别 LVEDP 升高的患者[67],且 AUC 可达 0.89,未来该技术的进一步完善及应用前景值得期待。

二、心衰防治

事实上,基于深度学习的 ECG 分析模型也有助于心衰的早期筛查和预防。比如,无症状的左心室功能不全(ALVD)存在于 3%~6% 的一般人群中,影响着患者的生活质量,并可能升高死亡风险。然而,早期发现的 ALVD 仍是可治疗的,因此开发用于 ALVD 筛查的廉价且无创筛查工具尤为重要。Attia 等[68]使用来自梅奥诊所的 44 959 例患者的 12 导联 ECG 和超声心动图数据构建了一个 CNN,来识别 EF≤35% 心室功能不全的患者。将网络模型用于独立的 52 870 例患者进行验证时,模型得出的 AUC、敏感性、特异性和准确性分别为 0.93、86.3%、85.7% 和 85.7%。在无心室功能障碍的患者中,AI 筛查为阳性的患者未来发生心室功能障碍的风险是阴性患者的 4.1 倍(95%CI:3.3~5.0)。随后,为进一步扩展该算法的应用,Jentzer 等[69]利用同一模型检测心脏科重症监护室(CICU)中 LVSD(LVEF≤40%)的患者,这时 AI-ECG 模型仍表现出良好的性能:AUC 为 0.83,总体准确性为 76%。已知心房颤动的存在会干扰超声心动图对患者 LVEF 的评估,故而心房颤动患者的治疗选择也受到 LVSD 的影响。为避免误导急症环境下的临床决策,Kashou 等[70]再次利用该模型来检测 CICU 中 AF 患者的 LVSD。该研究纳入了 3780 例同时进行 ECG 及经胸超声心动图(TTE)检查的 AF 和窦性心律患者,结果显示检测 AF 和窦性心律患者 LVSD 的 AUC 分别为 0.79 和 0.82。至此,该团队进一步证明了 AI-ECG 模型可作为一种无创、廉价和快速的筛查工具,可在资源有限的环境中早期检测 LVSD。

然而,Attia 等的研究仅限于筛查 EF 较低的 LVD 患者,无法识别轻症或处于 LV 功能不全早期阶段的患者。为精确识别 ALVD 患者,Potter 等[71-72]使用舒张期超声心动图参数和整体纵向应变重新定义 LVD,使这一定义能够应用于早期筛查,随后其开发了一种机器学习 RF 算法,采用经过信号处理的"能量波形"ECG(ewECG)识别 LVD。本研究中 398 例存在心衰风险的受试者同时进行了 ewECG 和超声心动图检查,结果显示 RF 算法筛查 LVD 的敏感性为 88%,特异性为 70%,优于临床风险评分、生物标志物和自动 ECG 分析算法。更令人惊喜的是,将 ewECG 应用于心衰风险人群的筛查,可使超声心动图的临床需求降低 45%,如能将这一技术进行完善并应用于临床,无疑能大幅降低高危人群的医疗负担,提高医疗利用效率。

为验证 AI-ECG 在临床心衰患者诊治中的应用,Yao 等[73-74]设计了一项随机临床试验,从而评估基于 ECG 的 AI 筛查工具在初级医疗中的作用。研究者获取了 22 641 例既往无心力衰竭成人(干预组 n=11 573,对照组 n=11 068)ECG,设定研究的主要结局为 EF≤50% 的新发左心室收缩功能不全。研究者将该算法整合到电子健康记录(EHR)中以自动筛查 LVEF 下降患者,并鼓励临床医生获得阳性患者的 TTE。结果显示,在总体队列中,LVEF 下降的诊断率从对照组的 1.6% 提高到干预组的 2.1%[OR 为 1.32(1.08~1.61),P=0.007]。在 1356 例结果阳性的患者中,LVEF 下降患者诊断率从对照组的 14.5% 提高到干预组的 19.5%[OR 为 1.43(1.08~1.91),P=0.01]。在两组超声心动图使用率相似(对照组 18.2% 对干预组 19.2%,P=0.17)的情况下,对于 AI-ECG 阳性的患者,干预组得到的超声心动图多于对照组(对照组 38.1% 对干预组 49.6%,P<0.001)。这些结果表明,基于 AI 的 ECG 可以成为针对无症状个体的强大筛查工具,其能对疾病进行早期识别。如果将这一技术合理应用于高危人群,将有利于疾病的预防和诊疗,有望降低疾病负担和死亡率。

此外,研究证实[75],即使 LVEF 正常,也有近 50% 的患者因舒张压升高而发生心衰。对于 LVEF 下降的心衰患者,左心室舒张功能的变化早于或与收缩功能障碍同时发生[76]。可见,LVDD(左心室舒张功能障碍)在心衰管理中必须引起高度重视。2018 年,Sengupta 等[77]发表了一项开创性研究,证实信号处理 ECG(spECG)可预测心肌舒张功能异常,AUC 可达 0.91(95%CI:0.86~0.95),敏感性和特异性分别为 80% 和 84%。2020 年,该团队将这一研究成果进一步优化,新开发了机器学习模型[78],使用 spECG、传统 ECG 及临床数据检测 LVDD。这项多中心的前瞻性研究纳入了北美的 1202 例受试者,使用机器学习模型对测试集中超声心动图的左心室舒张速度(e')进行定量预测,并根据最新指南定义舒张异常的临界值。研究结果显示,模型预测的 e′值可较为有效地鉴别异常心肌舒张及舒张功能障碍,内部测试集的 AUC 分别为 0.83 和 0.76,外部测试集的 AUC 分别为 0.84 和 0.80。研究人员随后进一步在不同地区的不同队列中对模型性能进行了检测,结果均表现良好。作为一项重要的早期诊断工具,未来可将其他超声心动图参数引入模型以强化性能,如左心室、左心房应变。同时也可对随访数据进行分析,了解机器学习模型对评估预后的价值。

众所周知,心脏磁共振(CMR)是评价心室容积、质量及 LVEF 的金标准,可为心衰诊断提供有力依据[51]。但 CMR 昂贵、耗时,使其不能得到广泛应用。近期,Khurshid 等[79]为改善左心室肥厚(LVH)的检出率,使用 32 239 例英国患者的 12 导联 ECG 及 CMR 结果开发了一个 CNN 模型(左心室质量-AI,LVM-AI),旨在通过 ECG 信息预测 CMR 所得的 LV 质量。该研究结果显示,LVM-AI 预测的 LV 质量与 CMR 所得的 LV 质量具有相关性;在 UK Biobank 测试集中,模型预测的 LVH 与心衰事件风险比可达 3.97(95%CI:2.70~5.84)。我们可以期待,ECG 与心脏结构成像的结合能使心血管疾病的诊断及防治焕发新的生命力。

此外,基于 AI 的 ECG 数据还可用于心衰患者的血药浓度监测。2016 年 ESC 指南[1]提出,当其他治疗无效时,可以使用地高辛控制心衰患者的心室率,窦性心律的 HFrEF 患者也可考虑使用地高辛降低住院风险,可见地高辛在临床实践中仍发挥着不可替代的作用。但是,流行病学研究结果显示,大约 1% 接受地高辛治疗的 CHF 患者会出现地高辛中毒[80]。由于缺乏相关知识和地高辛浓度的血清学(SDC)检测较为耗时,地高辛中毒的误诊或延迟诊断很常见。然而,当 AI 算法与 ECG 数据相结合时,这一问题便迎刃而解。DW Chang 等[81]开发了一个根据 ECG 表现检测地高辛中毒(SDC ≥2 ng/mL)的深度学习模型。该研究纳入了 2011 年 11 月至 2019 年 2 月地高辛中毒患者的 61 份 ECG 和急诊患者的 177 066 份 ECG,结果显示,模型识别地高辛毒性的 AUC 为 0.912,敏感性和特异性分别为 84.6% 和 94.6%。该模型未来可以为急诊地高辛毒性检测提供决策支持;也可合并于救护车或偏远地区的 ECG 机器中,以促进远程医疗的发展。

三、心衰管理

(一)危险分层
心衰是一种异质性疾病,患者常表现出不同的临床病程和预后,为了促进个性化医疗管理，亟待提出更优化的风险分层策略。AI模型的高度精确度通常建立在大样本训练集的基础上，然而在实际生活中，往往难以在短期内获取大规模样本。为攻克这一难题，Tse等[82]采用对数据不足不敏感的多任务学习模型进行不良结局的危险分层预测。该研究使用基线变量、实验室检查、ECG和超声心动图参数对EF≤45%的312例中国心衰患者进行多模态评估，随访期间共发生76例新发心房颤动、62例短暂性脑缺血(TIA)/卒中和117例死亡。其中，年龄、左心房储存应变(LARS)和收缩应变(LACS)是新发AF的重要预测因素，年龄和吸烟可预测卒中的发生。同时，研究结果显示，机器学习的预测性能优于传统的逻辑回归模型。

与此同时，为识别HFpEF中不同风险等级的患者亚组，Pandey等[83]开发了深度神经网络(DeepNN)模型。该模型在保持高度准确性的情况下成功预测了高、低风险患者，且研究结果显示，高危组与低危组患者相比，LV充盈压、入院率及死亡率均升高，并更可能从螺内酯治疗中获益。

（二）预测预后

尽管心衰的诊疗已取得了飞跃性进展，但心衰患者的结局仍差强人意，为患者提供最佳管理以改善其结局是所有医务工作者为之奋斗的目标。

早在1995年就已有研究[84]报道，神经网络可利用超声心动图数据预测95例心衰患者的1年死亡率，其准确性优于线性模型或临床判断。近期，Bazoukis等[85]证实机器学习在心衰患者的诊断、管理和结局预测中发挥重要作用，其性能通常优于传统技术。然而，一项于2017年发表在 *JAMA Cardiology* 上的研究[86]表明，与传统预测模型相比，机器学习算法并不能改善对心衰30天再入院率的预测：贝叶斯网络、随机森林、梯度增强和LASSO模型验证集的Cstatistics分别为0.618、0.607、0.614、0.624和0.618。2年后，Awan等[87]提出由于医疗数据中存在类不平衡问题，往往会导致模型预测性能不理想，预测心衰再入院事件需慎重选择预测模型及度量指标。该研究团队开发了一种基于多层感知器(MLP)的模型来预测心衰患者的30天再入院或死亡事件，该模型AUC、敏感性和特异性分别为0.62、48%和70%，性能优于加权随机森林、加权决策树、逻辑回归和加权支持向量机模型。近期一项研究[88]分析了纽约10年间(2001年1月至2010年12月)7516例心衰患者的入院信息，分别用集成机器学习法和基准Logistic模型预测心衰患者出院后的30天死亡率，最终发现集成模型区分度可达到0.83(95%CI:0.80~0.87)，优于基准模型结果0.79(95%CI:0.75~0.84)。

在这些研究的基础上，为进一步优化心衰患者的管理，Jing等[89]利用包含了26 971

例心衰患者的 Geisinger 电子健康数据库训练机器学习模型,该模型纳入了 26 个临床变量、90 个诊断代码、41 个 ECG 结果、44 个超声心动图结果和 8 个可作为变量的医疗指标,AUC 为 0.74~0.77。模型预测结果显示,13 238 例患者中将有 2844 例患者在 1 年内死亡,但消除存在的医疗差距可以挽救其中的 231 人。这一机器学习模型不仅可以对患者进行危险分层,亦可筛选最有可能从干预中获益的患者,从而为临床决策提供更为充分的证据。

(三)心衰患者合并疾病

心衰作为老年人入院的主要原因,其管理受老龄化、合并疾病、衰弱等因素影响。已知超过 70% 的 80 岁以上心衰患者可能合并衰弱,亦有研究表明,衰弱可作为心衰的主要预后指标[51,90]。基于这些证据,2021 年一项研究[91]开创性地构建了电子衰弱指数以预测心衰患者的短期死亡率。研究结果显示,预后营养指数(PNI)、年龄和中性粒细胞与淋巴细胞比值(NLR)是预测 30 天和 90 天心衰死亡率的关键变量,且梯度提升模型预测 30 天及 90 天死亡率的 AUC 分别为 0.90 和 0.92。虽然该模型还需结合其他全面、复杂的炎症及营养指标进一步验证其性能,但可以预见,将计算较为简单的NLR、PNI 指数应用于临床决策将大幅提高工作效率。

众所周知,心衰是糖尿病的常见并发症,心衰也与糖尿病的不良预后相关。然而,传统风险预测模型尚不能精确预测 2 型糖尿病患者的心衰风险[92]。为了填补这一领域的技术空白,Segar 等[93]利用随机生存森林法开发了心衰风险预测模型,研究纳入了糖尿病心血管风险控制行动(ACCORD)中 8756 例患者的数据,在 4.9 年的中位随访期内,319 例患者(3.6%)发生了心衰。RSF 模型不仅预测性能优于 Cox 回归模型,且能够识别心衰风险预测因素,研究者在此基础上构建了 2 型糖尿病患者的 5 年心衰风险评分——WATCH-DM[体重(BMI)、年龄、高血压、肌酐、HDL-C、糖尿病控制水平(空腹血糖)、QRS 持续时间、心肌梗死(MI)和冠状动脉搭桥术(CABG)事件]风险评分。风险评分可分为 5 级,5 年心衰风险从 1 级(WATCH-DM 评分≤7)的 1.1% 增加至 5 级(WATCH-DM 评分≥14)的 17.4%。

四、心衰远程随访

AI 强大的学习、运算能力能在临床工作的各个方面为医生提供辅助,比如 AI 算法亦可以优化远程随访。Cardio MEMS 设备[94]通过监测肺动脉血流动力学有效减少了心衰再住院事件,改善了患者的随访和预后,但这种设备有创、昂贵,故而远程随访在临床实践中难以普及。近期,为了检验无创远程设备监测心衰患者再入院率的准确性,LINK-HF研究[95]采用可记录ECG波形等生理参数的胸部传感器对受试者进行了长达3个月的监测,当实际监测值与预期生理值存在差异时触发临床警报。本研究采用机器学习算法检测再入院率,敏感性为76%~88%,特异性为85%,初次警报至患者再入院的中位时间为6.5天。该研究表明,结合了机器学习的穿戴式传感器与先前报道的植入性设备的预测准确性相似,且更为便捷,临床相关并发症更少。

　　人工智能凭借自身优势,对数据进行处理和分类,为做出相应的决策提供可靠证据,优化了临床辅助诊断,从而提高了人力资源的利用率、缓解了临床诊疗中人力短缺的困境。我们相信,未来AI将越来越多地应用于临床实践。届时,AI可以替代传统临床实践中大量烦琐的人工工作,而临床医生将在决定何处应用AI和如何构建这些算法模型的方面发挥主导作用。

(李歆慕　刘彤　谢家伟)

第4节　心肌病

　　心肌病为心肌疾病所致的心脏功能和结构的异常,常常表现为组织灌注不足,心包、胸腔等部位出现水肿、积液、心律失常等。根据AHA分类[96],心肌病可分为原发性心肌病和继发性心肌病。原发性心肌病病变多局限于心肌本身,如肥厚型心肌病、扩张型心肌病、限制型心肌病等;而继发性心肌病中心肌浸润只是全身疾病的一种表现。治疗可能包括对心力衰竭进行适当的分期治疗,适当的活动限制,植入复律除颤器,甚至在难治性病例中进行心脏移植。尽管近些年来心血管疾病治疗方面突飞猛进,但是心肌病仍然是心血管死亡的重要原因之一,例如肥厚型心肌病是运动员突发心源性猝死的首要原因之一[97],而扩张型心肌病导致的射血分数降低,仍然是行心脏移植的常见指征。及时识别心肌病至关重要,早期规范治疗,能够有效减少死亡及并发症风险,甚至能够改写某些患者的预后——例如,合并流出道梗阻的肥厚型心肌病患者通过外科手术解除梗阻后,存活率与一般人群预期相似,远高于未接受手术治疗的流出道梗阻患者[98]。心脏超声是诊断及评估心肌病的重要手段,但是由于价格昂贵、技术要求较高,不适用于人群普查,尤其是对于无症状的患者。

而心电图相对价格低廉,并且更容易获得。近几年来研究者们不断探索 AI 在 ECG 自动诊断心肌病方面的应用,已建立的多种模型和算法证实 AI-ECG 可有效进行心肌病识别、诊断,并且准确性显著优于临床专家。此部分内容将主要介绍 AI-ECG 在心肌病方面的进展。

一、扩张型心肌病

梅奥医学中心的 Shrivastava 等[99] 在既往建立的预测射血分数≤35% 的 CNN 模型基础上[100],再次训练模型鉴别射血分数≤45% 的扩张型心肌病患者和健康对照组,结果显示在整体队列中模型诊断扩张型心肌病的敏感度为 98.8%,特异度 44.8%,受试者工作特征 AUC 为 0.955(0.945~0.966)。在扩张型心肌病的患病率为 1% 时,该模型的阳性预测价值为 1.8%,而阴性预测价值为 100%,患病率为 5%,阳性预测价值为 8.6%,阴性预测价值仍较高,为 99.9%。在亚组分析中,除左束支阻滞以外,在合并心房颤动、左室肥厚、低电压、心房增大、高血压、糖尿病以及肥胖任何一种情况下,AI-ECG 模型的诊断效能仍维持很高的水平,AUC 值均在 0.9 以上。根据此项研究,AI-ECG 可以作为一种简便而经济的筛查工具识别高危患者,如无症状的一级亲属。除了诊断识别,AI 还可以用于心肌病患者的风险识别。Gemmell 等[101] 认识到扩张型心肌病患者心肌常伴有晚期钆增强心脏磁共振成像可见的瘢痕,这些微结构纤维化组织重塑区域被认为是该人群室性心律失常事件和相关心源性猝死风险增加的基础,然而通过非侵入性的方法识别这些区域仍然存在挑战。他们利用向量心电图,在慢速起搏和快速起搏下对心肌内各种疤痕模式进行了模拟,计算了各种向量心电图衍生的指标,并评估这些指标的变化,判断疤痕的存在、位置和尺寸,并使用机器学习技术进一步精确识别瘢痕位置,从而识别心律失常高风险的患者[101]。除此之外,AI 还被开发用于识别特定基因突变所致的心肌病患者。磷蛋白 p.Arg14del 基因突变携带者可发展为扩张性心肌病或致心律失常型心肌病,并表现出特定的心电图特征[102]。AI 通过学习磷蛋白 p.Arg14del 基因突变携带者以及年龄、性别匹配的健康对照组的心电图,建立学习模型,最终结果显示,模型在识别磷蛋白 p.Arg14del 基因突变方面的敏感度和准确度很高,甚至显著优于心脏病学专家,并且发现 T 波形态具有重要的作用。

二、肥厚型心肌病

基于 12 导联 ECG 应用 AI 算法,挖掘肥厚型心肌病患者的 ECG 特征,进一步学习,从而建立诊断模型,有助于筛查肥厚型心肌病这一猝死高危疾病。多种 AI 算法被用来进行肥厚型心肌病的诊断分析。来自加拿大的 Rahman 等[103]通过对 12 导联 ECG 中的每个心搏进行分类诊断识别肥厚型心肌病。应用随机森林和支持向量机来训练和测试心搏分类器,从心电信号中提取的 504 个特征用于表示心搏以及进行心搏分类。如果该患者的大部分心搏被归类为肥厚型心肌病,则该受试者被认定为肥厚型心肌病患者,诊断的精确度为 0.94,诊断性能显著高于传统逻辑回归。基于梅奥诊所的电子数据库,Ko 团队[104]严格筛选肥厚型心肌病患者以及年龄、性别匹配的非肥厚型心肌病的对照组,利用卷积神经网络(CNN)训练和验证,得到的诊断模型 AUC 可高达 0.95(95% CI:0.94 ~ 0.97)。二次分析显示,对于行室间隔切除的患者,肥厚型心肌病的识别率从术前的 72% 降低到术后的 2.5%。此外,无论是否有心室肥厚的 ECG 表现,无论是否伴有肌节突变,该模型均具有很高的诊断价值,提示该模型存在较高的临床应用价值。

大多识别肥厚型心肌病模型均根据成人 ECG 建立,基于青少年和儿童(年龄小于 18 岁)的模型也被证实有很好的有效性。Siontis 等[105]纳入 300 名肥厚型心肌病患者和 18 439 名对照组,基于 12 导联 ECG,开发了一种肥厚型心肌病检测的模型,AUC 值为 0.98,阳性预测值为 22%,阴性预测值为 99%,并且该模型在男性、女性、基因型阳性和基因型阴性的肥厚型心肌病患者中表现相似。

以上研究表明,目前基于 ECG 的 AI 在诊断肥厚型心肌病方面已经证实有很高的诊断效能,并且在不同年龄,不同性别以及基因型表现不同的人群中均有一定的精确度。

三、心肌淀粉样变性

基于 ECG 的 AI 在检测心肌淀粉样变性方面也有一定的价值。Grogan[106]等基于 2000 年至 2019 年就诊梅奥诊所的轻链型和转甲状腺素蛋白型心肌淀粉样变性患者以及年龄、性别匹配的对照组,训练深度神经网络模型,以预测心肌淀粉样变性。模型的 AUC 为 0.91,两种类型心肌淀粉样变性的阳性预测价值均为 0.86,并且 AI 模型在临床诊断前 6 个月以上成功预测了 59% 的心肌淀粉样变性的存在。应用单导联及 6 导联 ECG 进行试验显示,单导联模型中预测效果最佳的为 V5 导联,其 AUC 值为 0.87,精度为 0.78。6 肢体导联模型的 AUC 值为 0.90,精度为 0.85。此研究表明 AI 驱动的心电模型能有效地检测心肌淀粉样变性,可促进对这种危及生命的疾病的早期诊断。如果在 AI-ECG 的基础上,将心脏超声也导入到 AI 模型中,可进一步提高模型的诊断性能[107]。

四、多疾病标签模型

Adam 等[108]采用一种新的结合非线性特征的离散小波变换方法对心电信号进行自动表征,以区分不同类型的心血管疾病,包括肥厚型心肌病、扩张型心肌病和心肌梗死,并纳入健康人群作为对照。从小波变换系数中提取了模糊熵、样本熵、分形维数和信号能量等四个非线性特征的相对小波。将这些特征输入序列前向选择(SFS)技术,然后使用 Relief 方法进行排序。使用 Relief 方法排名的 15 个特征纳入 K 最近邻分类器,最大分类精度为 99.27%,敏感度为 99.74%,特异度为 98.08%,该方法有助于临床医生更快更准确地诊断心血管疾病。在一项结合深度学习和机器学习的研究中,Tison 等[109]人利用公开数据集训练了一种改进的 CNN 架构,可自动进行 ECG 波段的分类(如 P 波、PR 段、QRS 波)。作者并未选择一个端到端的深度学习架构,而是从深度学习模型衍生出一个特征向量,将其融合入一个包含 35 446 个 ECG 集的机器学习模型中,预测肺动脉高压,肥厚型心肌病,淀粉样变性和二尖瓣脱垂,该模型取得了令人鼓舞的预测效能,但是在预测二尖瓣脱垂时,AUC 较低,可低至 0.78,但检测肥厚型心肌病时可高达 0.91。

五、总结

AI-ECG 应用于心肌病诊断和分类领域已取得一定的成效,目前研究开发的模型均具有很高的准确性,甚至显著优胜于临床 ECG 专家。但这些研究也存在一定的局限性,距离真正应用于实际临床工作仍有一定差距。首先模型建立以及验证是基于明确的心肌病和健康对照,而实际临床工作中存在各种疾病类型,如已建立的识别扩张型心肌病算法能否在广泛人群中较为准确的鉴别扩张型心肌病以及缺血性心肌病所致的心室腔的扩张,肥厚型心肌病模型能否鉴别出肥厚型心肌病和高血压性左心室肥厚,模型的稳定性尚需在更广泛的人群中验证;其次,由于 AI 的黑匣子特性,尽管多种模型和算法被开发和应用,与疾病相关的关键 ECG 特征仍然不够清晰、明确。AI-ECG 诊断心肌病仍然需要进一步的研究和开发。

(郭少华　陈康寅)

第5节　遗传性心律失常

遗传性心脏病的基因检测在过去20年进展迅速。多种疾病的致病基因及其变异增加,其流行率也在相应升高。潜在致病变异的外显性往往不典型或仅在晚年才表现出来,遗传性心脏病的诊断呈复杂化和延迟化。临床表现也可能受到其他因素的影响,例如个体的遗传背景和环境或生活方式因素,诊断复杂化,导致潜在药物治疗延迟。通常,临床表现可指导某种遗传性疾病的诊断,例如QT间期延长或心肌肥厚。然而,相对年轻患者的心脏性猝死往往仍是相关疾病家系中唯一的临床现象,而采用当前基因分析方法进行的基因检测只能提示潜在致病变异或不明意义的变异。

本篇内容将重点总结当前发表的AI-ECG用于遗传性心律失常(主要包括先天性长QT综合征、Brugada综合征、儿茶酚胺敏感性多形性室性心动过速)方面的研究进展,有助于临床医生更好地了解该领域新的发展趋势。

一、AI与机器学习

机器学习是AI最重要的研究领域之一,其重要性主要体现在能够从数据中学习进而建立计算模型,特别是样本分类。自20世纪60年代以来,已经发展出几种不同的机器学习方法,从最早的20世纪90年代最新的支持向量机,到21世纪初的随机森林,虽然这些机器学习方法是在几年前甚至几十年前开发出来的,但近年来随着大量数据源的出现及全球数字化和数据测量及收集技术的发展,以上算法的应用范围越来越广泛。例如,可以利用眼动来核实和识别主体,淡水底栖大型无脊椎动物(小型水生动物)的分类可用于内河水道的水质研究等。目前,机器学习应用比较热门的领域之一是临床医学,主要用于个性化医学、医学成像、疾病诊断等[110,111]。

二、AI在QT间期测量中的应用

ECG的QT间期代表心肌细胞动作电位(AP)的持续时间。心室AP的产生依赖于电压门控通道,AP的持续时间取决于内向和外向电流之间的平衡。AP有5个阶段:除极期(0 期)、快速复极初期(1 期)、平台期(2 期)、快速复极末期(3 期)、静息期(4 期)。欧洲心脏病学会于 2015 年发布的最新指南中提出,无论男性还是女性,QT 间期的正常值应介于 360ms 和 480ms 之间。计算机可以应用程序算法来模仿人类解读 ECG,即通过编程模仿心脏科医生在读取 ECG 时可能使用的知识,例如,确定心率,每一次 QRS 前识别 P 波,以及识别病理性 ECG 波形变化[112-114]。

　　John R. Giudicessi[115]等开发和验证了一种应用 AI 12 导联 ECG 算法来确定 QTc。研究者们首先利用 538 200 例患者的 160 万份 12 导联 ECG,建立了一个深度神经网络,并以心脏科医生反复测量的 QTc 值作为"金标准"。随后对 686 例遗传性心律失常患者进行了前瞻性验证,结果发现,深度神经网络可以准确预测患者标准 12 导联 ECG 的 QTc 间期。因此,应用 AI 设备预测 QTc 间期或成为先天性长 QT 综合征是既经济又有效的筛查手段。在另一项研究中,通过开发自然语言处理器(NLP),较传统 ECG 机器自动报告的 QTc 间期更高效,识别 QT 间期延长。

三、机器学习在遗传性心律失常方面的应用

(一)先天性长 QT 综合征(LQTS)

LQTS 是一种原发性心电紊乱,患者易因恶性室性心律失常而发生心脏性猝死[116]。LQTS 可能是先天离子通道突变引起的,也可能是后天原因造成的。LQTS 的特征是 ECG QT 间期≥450ms。

1. LQTS 的发现

1957 年,首例 LQTS 由 Jervell 和 Lange-Nielsen(JLN)发现。患者家系中,父母的 QT 间期和听力正常,生了 6 个孩子。4 个孩子同时患有 QT 间期延长和先天性感音神经性耳聋,其余 2 个孩子正常。这 4 个孩子中有 3 个发生猝死。JLN 综合征后来被证实符合常染色体隐性遗传。20 世纪 60 年代,Romano 和 Ward 分别报道了 QT 间期延长但听力正常的家系,该综合征是常染色体显性遗传。

2. LQTS 的遗传背景

LQTS 由复极电流减少或去极电流增加导致。到目前为止,已知有 13 个遗传亚型。不同类型的 K⁺通道功能缺失突变导致生成 LQTS 1 型(KCNQ1)、2 型(KCNH2)、5 型(KCNE1)、6 型(KCNE2)、7 型(KCNJ2)和 13 型(KCNJ5)。Na⁺通道功能增益突变导致 LQTS 3 型(SCN5A)和 10 型(SCN4B)。L 型 Ca²⁺通道导致生成 LQT 8 型(CACNA1C,Timothy 综合征)。蛋白突变导致生成 LQT 4 型(ANKB)、9 型(CAV3)、11 型(AKAP9)

和12型(SNTA1)。此外,长 QT 间期与癫痫猝死有关,这种猝死由神经元型 Na⁺通道亚型介导的晚期 Na⁺电流(Ina,L)增大引起[117,118]。

3. AI-ECG 在 LQTS 中的应用

Gary Tse 等[119]在一项关于先天性 LQTS 的研究中,应用了随机生存森林算法,所谓随机生存森林算法,即一种用于对右删失生存数据进行分析的随机森林方法。研究者引入用于生长生存树的新生存分裂规则,以及用于估算缺失数据的新缺失数据算法。研究者们纳入了 1997—2019 年诊断为 LQTS 的患者的临床资料,探究该队列中室性心律失常的重要危险因素,同时比较了传统 Cox 回归与随机存活森林的效能。该研究中,RSF 构建了数百棵树,随机化以两种形式引入:用于生长树的随机抽取的数据引导样本,以及用于生长树学习器的随机选择的预测器上的节点分裂。

与 Cox 比例风险模型相比,RSF 显示出明显优势。该算法不对个体风险函数进行假设,而且对自发性室速/室颤预测因子的重要性进行排序。RSF 中的 Boosting 树结构能够捕捉变量之间的非线性效应和复杂的交互作用,可以降低预测方差和偏差,显著提高运算精确率。此外,RSF 可以处理干预措施和预测变量的影响,而使用 Cox 或 Kaplan Meier 分析的传统方法利用属性的线性组合。研究发现,除了预测接受心脏再同步治疗的心衰患者的死亡率外,RSF 还可用于改善心衰的全因死亡率、心衰相关住院事件及费用的预测。此外,该模型成功预测了重症监护室内心脏骤停患者的住院死亡率,以及获得 LQTS 患者的全因死亡率。该研究首次证明 RSF 模型可以显著改善 LQTS 的 VT/VF 预测价值。

(二)Brugada 综合征(BrS)

1. BrS 的发现

西班牙的 Brugada 三兄弟于 1991 年在北美心脏起搏与电生理学会(NASPE)学术年会上做了专题报告。后来他们又总结了另外 4 例病例,于 1992 年在美国心脏学会(AHA)的杂志上发表了"右束支阻滞、V1~V3 导联 ST 段抬高是无器质性心脏病患者猝死的标志"的论文。该论文一经发表,立即引起了世界各国医生的关注,不少医生相继报告了很多类似病例,美国严干新教授首次将其命名为"Brugada 综合征"。

2. BrS 的遗传学背景

1998 年,美国学者 Chen 等通过 PCR-SSCP 分析、DNA 序列测定等分子生物学实验技术,发现 3 个 BrS 者各有 1 条等位基因上携带 SCN5A 基因突变;随后从分子水平证明 BrS 为"离子通道结构缺陷病",并为常染色体显性遗传病。各国学者随后又发现了数十种不同位点及类型的SCNSA基因突变。

3. AI-ECG 在 BrS 中的应用

BrS是一种室性心动过速(VT)/心室颤动(VF)和心脏性猝死(SCD)风险较高的心脏疾病。临床症状、ECG标记物和侵入性检查,如电生理检查等可用于风险分层,但难以发挥预测作用,特别是对于无症状患者。既往研究中,ECG相关数据大部分由人工测量,存在不可避免的主观偏差。自动化测量尚未用于风险预测,可能会提供人工测量难以获取的信息。

Gary Tse[120]等在探究BrS相关预测因素的研究中,回顾性分析了2000—2018年间在同一三级医院就诊的BrS患者。通过机器自动提取与P、Q、R、S、T波相关的参数,包括12导联的心电向量值、电轴、波幅、持续时间等。主要终点是随访期间出现的自发性室性心动过速 / 心室颤动(VT/VF)事件。研究者们首先通过Cox回归确定对主要终点有显著预测作用的ECG变量,然后生成一个基于决策树学习方法的简单算法,即风险分层评分系统。结果显示,与去极化和复极相关的自动ECG测量有助于BrS患者的危险分层。

另一项中国香港的队列研究[121]中,同样应用Cox回归确定BrS的显著风险预测因素。通过非负矩阵分解(NMF)提取变量之间的非线性交互作用,并将其纳入RSF模型。RSF的优点为能够捕捉变量之间的非线性效应和复杂交互作用,从而降低预测方差和偏差,提高左心室结构预测指标对心脏骤停事件和LQTS室性心律失常事件的预测效能。综上,机器学习技术降低了人为因素和主观偏差的干扰,显著提高了BrS的总体风险分层效能。

(三)儿茶酚胺敏感性多形性室性心动过速(CPVT)

1. CPVT 的发现

1975年,Reid首次报道CPVT病例;1978年,Coumel对该病进行了较为系统的描述。

2. CPVT 的遗传学背景

目前根据致病基因不同,临床上将CPVT分为两类:CPVT1是常染色体显性遗传,由心肌细胞兰尼碱受体(RyR2)基因突变引起,先证者中约有50%存在RyR2基因突变;CPVT2是常染色体隐性遗传,较CPVT1少见,与CASQ2基因(心肌细胞储钙蛋白)突变有关,占1%~2%。60%左右的CPVT患者可检出RyR2或CASQ2基因突变。

3. AI-ECG 在 CPVT 中的应用

Martti Juhola 等[122]提出人诱导多能干细胞来源的心肌细胞（IPSC-CMS）作为遗传性心脏病的一个诊断工具,可用于有心脏性猝死家庭背景或具有非特异性临床特征的患者。人类心脏疾病的 IPSC 模型能够研究疾病的病理生理学和治疗方法,也可用于疾病诊断。通过检测细胞的钙信号,并利用机器学习方法,通过钙瞬变图谱来检测潜在的遗传性心脏病。钙瞬变的异常在许多心脏疾病模型中都很明显。既往研究表明,通过利用计算机学习方法,健康 CMS 对应的正常 Ca^{2+} 瞬变与异常瞬变的疾病 CMS 存在差异。该研究旨在利用机器学习方法依据 Ca^{2+} 瞬变来区分不同的遗传性心脏病,即 CPVT、LQT 和肥厚型心肌病（HCM）。经验证,这三种疾病的分类准确性高达 87%,表明 Ca^{2+} 瞬变是疾病特有的。通过将健康对照纳入分类,获得的最佳分类准确性仍然很高,大约为 79%。因此,机器学习方法是一种对 IPSC-CMS 进行准确分类的有力手段,并且可能成为将来有效的诊断方法。研究者们也提到,随着未来更好、更先进的方法涌现,如将血液细胞直接分化为 CMs31,遗传性心脏病的诊断工具将更加丰富。

四、总结与展望

机器学习是一种可以从数据中学习复杂模式的计算机算法,具有极大的医学发展潜力,因为许多诊断和管理决策依赖于患者个人的数字化信息,如 ECG、超声心动图等。随着临床记录、可穿戴设备、传感器数据、药物清单、成像的飞速增长,医学的复杂性现在已经超出了人类思维的能力。因此,不同的临床医生在工作中,对各类数据的认识和理解、技能和实践操作均可能会因人而异。机器学习算法经过适当的设计、验证和实施,将有助于从不同方向获取、解释和合成医疗数据,并将其完整呈现在临床医生面前,为每一位患者的每一种临床情况提供建议和帮助。

准确预测前所未见的基因变异对疾病风险的影响是当代临床遗传学尚未解决的难题之一。目前已经开发了几种用于预测常见基因变异的工具,并可描述其致病的可能性。但是,相关机器学习工具还不够精确,有时甚至忽略了目标基因与疾病关系的某些重要参数,例如,功能获得变异与功能缺失变异的不同结果。因此,还需要更多的高质量研究进一步探索 AI-ECG 在遗传性心律失常方面的应用。

（宋文华 刘 彤 谢家伟）

第 6 节　室性心律失常

　　室性心律失常是十分常见的心律失常,包括室性期前收缩、室性心动过速、心室扑动、心房颤动。快速性室性心律失常发作时易影响血流动力学,也是心源性猝死的主要原因。及早准确识别室性心律失常的发生、有效地治疗室性心律失常对于预防心源性猝死具有重要意义。人类对室性心律失常的识别、心电的解释因经验和专业水平的不同而差异很大,AI 用于 ECG 分析,可以提高诊断的准确性和具有更高的工作效率。

一、AI 在室性心律失常识别中的应用

　　最初大多数研究将 AI 技术应用于心律失常的自动分类[123]。通过对 ECG 数据的收集、数据处理、数据分割、特征提取,建立数据模型(分类模型),并进行模型测试,从而构建出一套适用于临床工作的机器学习模型[123]。但在目前已发表的研究中,受 ECG 数据收集(单导联或多导联)、信号处理和特征提取方法,以及应用不同的机器学习模型的影响,不同 AI 心律失常分类模型的侧重点及准确率不尽相同。目前国际上被推荐的经标准流程建立的心律失常数据库主要为 MIT-BIH、EDB、CU、NST 5 个数据库,上述数据库的 ECG 数据经 2 个 ECG 导联收集[123]。基于上述数据库目前已发表的研究结果,采用不同的 ECG 特征提取技术(如 RR 间期、小波变化、形态特征、随机投机技术等)及不同的机器学习模型(如加权线性回归 Weighted LD、加权支持向量机 Weighted SVM、容量计算器用的逻辑回归 RC)等,对室性心律失常识别的准确性为 83%~97%,敏感性为 80%~91%,特异性为 85%~99%[124-131],各研究结果之间的波动范围较大,提示仍需改善整个流程使室性心律失常分类更准确、更稳定。上述研究中亦提示,胸前导联 V1V2,最适合用于室性心律失常的识别及分类,建议联合肢体 Ⅱ 导联和 1 个胸前导联(V2 导联),或许能更好地呈现模型识别结果。

　　Mathews SM 等[132]基于 MIT-BIH 数据库,在 114Hz 低频采样率下进行数据特征提取,通过深度学习模型,利用单导联 ECG 对室性异位心律和室上性异位心律进行识别。该研究最后选择限制式玻尔兹曼机(RBM)和深度信念网络(DBN)两种机器学习

模型,通过单导联ECG数据训练后,对室性异位心律平均识别准确性为93.63%,但该结果并不理想。

郑建伟、储慧民等[133]在2020年发表的研究中,提出了独创的特征提取算法,将一维的心电数据转换成二维数据并进行处理。通过该特征处理法,该研究共引入了40 258份12导联ECG数据,从中提取3332个最优特征参数,随后训练多种机器学习模型并进行测试比较,最终选出最优分类模型。该研究提示,极致推进式树模型(EG-BT)和梯队推进树模型(GBT)为最优分类模型,随后利用MIT-BIH数据库对该模型进行测试,发现该模型对室性心律失常识别的平衡准确性F1分数为98.6%,阳性预测准确性为98.0%,敏感性为99.1%,该结果十分理想,提示特征提取算法+极致推进式树模型/梯队推进树模型的模式或许可以成为识别室性心律失常的优选模型。

二、AI在室性心律失常起源定位中的应用

尽管目前有大量关于体表ECG定位室性心律失常起源的参考文献和书籍,但是绝大部分研究都是基于小样本的对于特定细分类型室性心律失常的定位总结。而且这些经验总结并没有用软件工具的形式应用于实际临床,导致电生理医生仍需依赖平常的学习记忆和经验总结。AI技术可应用大样本数据深度挖掘未曾发现的影响变量,继而实现室性心律失常的精准定位,最终将转化为可应用于实际操作的算法程序,帮助术者快速、高质量地完成手术,减少患者手术并发症和其他风险。

Tomofumi Nakamura等[134]的研究中希望利用利向量支持机(SVM)和CNN两种机器学习模型改进现有算法对室性期前收缩起源定位的精准度。该研究收集了111例患者的116个室性期前收缩样本,根据12导联ECG数据,对上述两种模型进行训练和测试。该研究将室性期前收缩定位分为右心室流出道、左心室流出道、右心室非流出道位置、左心室非流出道位置4组,并对比了上述两种模型来预测室性期前收缩起源左心室或右心室的准确性。4类室性期前收缩定位平均加权准确性在SVM、CNN、电生理专家及现有算法中分别为0.85、0.80、0.73和0.86。此外机器学习模型的阳性预测准确性、敏感性、平衡准确性F1分数明显优于医生,与现有算法相当。两种模型中SVM在4类室性期前收缩中的预测准确性分别为0.94、087、0.79和0.90,较CNN的准确性高。虽然该研究的机器学习模型准确性优于电生理专家的判断,但未优于现有算法。

Kaiyue He等[135]的研究将AI应用于全心室的室性期前收缩起源定位。该研究入

选了 249 例室性期前收缩患者,通过一种新算法将室性期前收缩自动从长程 12 导联 ECG 数据中提取出来,通过分类和标记后分为 374 个样本组,其中每个样本组含有几十到几百个室性期前收缩数据,并根据室性期前收缩在全心室的起源位置,将数据库分为 11 个分类:左心室流出道、右心室流出道、左心室前壁基底部、左心室前壁中部、间隔基底部、间隔中部、左心室下壁基底部、左心室下壁中部、心外膜、右心室下壁、右心室前壁;将 257 个(70%)样本组数据用于训练向量支持机(SVM)、随机森林(RF)、梯度推进决策树(GBDT)和高斯贝叶斯(GNB)4 种机器学习模型,其余 117 个(30%)样本组数据用于模型测试。该研究显示,上述机器学习模型,对室性心律失常的识别可达到测试准确性、敏感性、特异性分别为 97.6%、98.3% 和 96.7%。而机器学习模型对于室性期前收缩起源定位的可达到测试准确性为 70.7%~74.7%,但联合邻近区域的定位,准确性可升高至 91.5%~93.2%。上述研究提示,对于室性期前收缩的精确定位,机器学习模型仍有很大的提升空间。

　　宁波市第一医院储慧民教授团队,利用前文所述的特征提取算法,提取由该团队成功完成导管消融手术并明确诊断流出道起源室性心律失常患者的 12 导联 ECG 数据,并对左、右心室流出道区域进行了进一步细分,即将左心室流出道区域分为左冠窦(LCC)、右冠窦(RCC)、无冠窦(NCC)、主动脉-二尖瓣环结合部(AMC)、左心室顶部、左右冠窦连接处;将右心室流出道区域分为肺动脉前窦(AC)、左窦(AC)、右窦(RC)、前间隔、后间隔、游离壁和其他部位。将获得的 ECG 数据自动分类到上述 13 个区域。将患者进行导管消融前的 12 导联标准 ECG(包括窦性心律下一个 QRS 波和室性心律失常发作时的一个 QRS 波)作为机器模型的输入,用于建立数据库以及训练机器学习模型[136]。

　　该团队结合前期研究成果,选择梯队推进树模型(GBT)用于预测特发性室性心律失常的左、右心室流出道起源位置[137],纳入了 420 例由储慧民教授团队成功完成导管消融手术并明确诊断流出道起源室性心律失常患者,将整个队列分为训练组、评估组和测试组。经过训练后的机器学习模型在测试组执行黑盒测试,同时与进行导管消融前的电生理医生预测结果比较。研究结果显示:该机器学习模型在测试组上运行结果准确性超过 97%,特征 AUC 为 98.99%,敏感性为 96.97%,特异性为 100%。除了敏感性与人类专家(97.86%)相当外,准确性和特异性均优于人类专家(分别为 94.29%、81.72%)。同时研究结果显示,采用机器学习模型搜索 1 600 800 个计算机自动测量的 ECG 变量,有 1352 个变量对区分左、右心室流出道有显著影响,其中 3 个最重要的影响参数均与V1与V3导联相关。同时采用机器学习模型搜索155 784个ECG形态特征参数及其变形的结果显示1003个变量对左、右心室流出道预测有显著影响，其中3个最重要的参数是室性心律失常下Ⅲ导联的R波振幅与V1导联的R波振幅的比值，窦性心律下V2导联的R波振幅与室性心律失常下V3导联的R波振幅的比值，窦性心律下aVL导联的R波振幅与室性心律失常下V1导联的R波振幅的比值，这可以给临床工作带来提示。同时使用本研究的数据对现有12项左、右心室流出道预测研究进行对比测试发现，这12项研究并没有展示出很好的通用性。提示机器学习模型良好的通用性也是AI追求的方向。

三、AI在鉴别室速和室颤中的应用

在临床工作中，心室颤动和室性心动过速的鉴别常基于医生的临床经验，受到一定的主观定义影响，可能导致误诊而对患者带来伤害。因此也希望AI可应用于室性心动过速、心室颤动的鉴别。

Yaqub Alwan等[138]在2017年发表的文章中认为，现有机器学习模型因采用ECG信号的低维特征表现，导致对心律失常鉴别的能力存在缺点，机器学习模型虽然可以识别室性心律失常，但无法鉴别室性心动过速和心室颤动。因此，该研究在采集ECG信号中应用了高维特征向量并使用AHA、CU和MIT-BIH数据库数据，将心律失常分为室性心动过速、心室颤动和其他心律。该研究显示，虽然应用高维特征向量的方法提高了机器学习模型对室性心动过速与心室颤动的鉴别能力，但对其他心律的敏感性降低了。该结果提示，可能还需结合不同特征空间的优点来提高机器学习模型的识别与鉴别能力。

Mjahad A等[139]通过使用AHA和MIT-BIH数据库数据，在ECG特征选择和选取的阶段，增加时频(t-f)补偿图像技术，用于减少信息损失，并分别训练L2调整的逻辑回归(L2 RLR)、自适神经网络分类器(ANNC)、支持向量机(SVM)和袋装分类器(BAGG)4种不同的机器学习模型。该研究显示在上述4种机器模型中，较优的为ANNG和BAGG模型，对心室颤动的检测（包括心室颤动短阵发作），准确性为95.56%和98.46%，敏感性为95.56%和98.46%，特异性为98.80%和98.43%，对室性心动过速的检测准确性98.87%和98.82%，敏感性为88.80%和84.58%，特异性为99.52%和99.86%。同时该研究对现有使用AHA、CU、MIT-BIH数据的机器学习模型对VF、VT的检测情况进行了统计，仅有4个模型对VT进行检测，准确性为48.0%~92.0%，但均未提及敏感性、特异性。共有12个模型对VF进行检测,准确性为86.6%~100%,敏感性为90.47%~98.15%,特异性为88.00%~97.03%。提示在机器模型中加入t-f补偿图像技术,会让机器学习模型有更优的表现,对VF和VT的识别率进一步提高,减轻了临床上因为误诊给患者带来的严重伤害。

院外心脏骤停(OHCA)患者早期AED使用至关重要,但是如何确定是否电击呢?Plcon A等[140]使用CNN和长短期记忆网络进行深度学习,用于识别心室颤动的发生,帮助AED做出决策。该研究纳入两个数据库:①公共数据库,为初次发现心律失常患者动态ECG的数据;②OHCA患者心脏骤停后监护仪记录的数据。该算法同时考虑了平衡准确性(BAC)、未加权平均敏感性(Se)和特异性(Sp)。结果显示,该算法在公共数据库中识别心室颤动的BAC、Se和Sp分别为99.3%、99.7%和98.9%,在OHCA数据库中分别为98.0%、96.7%和96.7%。

四、AI在预测室性心律失常中的应用

室性心律失常是多种器质性心脏疾病的猝死原因。若能预测该类疾病患者的室性心律失常发生情况并提前干预,将降低猝死率。

Okada DR等[141]利用一种新的机器学习方法分析晚期钆增强心脏磁共振(LGE-CMR)图像,得到基质空间复杂度(SSC),用于预测缺血性心肌病患者室性心律失常(VA)的发生情况。该研究纳入122例既往无VA病史且EF≤35%的缺血性心肌病患者,均接受LGE-CMR,完成左心室三维重建后,使用一种机器学习统计学算法分析图像中信号强度且得到SCC,并计算出复杂度得分(CS)。随访5年,发现40例患者有VA事件,该机器学习算法预测VA的准确性为81%。发生VA的患者CS显著高于无VA的患者(0.5±0.5对0.1±0.2,$P<0.001$)。多因素Cox回归分析发现,CS是VA事件的独立预测因子(HR为1.5,95%CI:1.2~2.0,$P=0.002$)。该研究提示,SSC分析有助于进一步明确缺血性心肌病患者的VA风险,特别是在识别VA低危风险方面。

Bhattacharya M等[142]利用机器学习算法分析临床资料,寻找肥厚型心肌病患者VA的预测因素。该研究共纳入711例肥厚型心肌病患者,其中61例有室性心动过速或心室颤动病史,并提取临床变量,通过抽样的方式来训练和测试机器学习模型。该研究共评估了93个临床变量,筛选出22个可以作为预测因素的临床变量。通过机器学习发现12项VA预测因素,得到HCM-VAr-Risk模型,该模型(敏感性为0.73,特异性为0.76,C指数为0.83)预测VA的表现优于欧洲心脏病学会和美国心脏病学会指南

推荐的预测模型。

五、未来展望

机器学习模型的精准性、便捷性和良好的通用性是今后AI在室性心律失常应用的致力方向。例如,在室性心律失常识别方面,AI应有更好的准确性,且机器学习模型应适用于单导联ECG,增加使用的便捷性。目前对于室性心律失常起源定位预测模型,也较多应用于左、右心室流出道区域,全心室起源位置定位也应是AI的今后方向,而且目前的研究显示部分研究模型并不具备良好的通用性,这限制了AI的推广。此外,临床应用也需结合实际情况,例如支持向量机(SVM)机器学习模型虽然在很多研究中都得到了不错的结果,但该模型资源耗费巨大,缺乏实用性,并不适用于临床工作。目前临床上仍缺乏可应用于实际操作并可广泛推广的算法程序。相信随着技术水平的发展、临床实践研究的深入,越来越精准化的AI用于临床识别室性心律失常,定位室性期前收缩起源,鉴别室性心动过速与心室扑动、心室颤动、预测室性心律失常发生,将大大提升临床医生和电生理医生的工作效率和诊断准确性,可以帮助更多患者识别及预防室性恶性心律失常发生,降低心源性猝死的危险。

(储慧民 傅国华)

第7节 心脏起搏

医学领域的AI研究正在迅速发展,在医学的各个领域都得到了广泛应用,包括肿瘤学、影像学、心血管病学和各种外科手术、康复治疗等[143]。《中国心血管病报告2018》指出[144],目前心血管病占城乡居民总死亡原因的首位,占居民疾病死亡构成的40%以上。心脑血管病的住院总费用也在快速增加。我国心血管疾病负担日渐加重,严重影响公共健康,因此,运用高效、前沿技术手段进行心血管防治工作,以期降低医疗费用、提高诊疗效果显得尤为重要。目前,国内外已经开展了ECG智能诊断、心血管影像智能分析、心血管疾病筛查。本节旨在探讨AI技术在心脏起搏领域中的应用。

一、心血管 AI 的概述

AI 和机器学习是一组算法的总术语,它们允许计算机从数据中发现模式并做出决策[145]。目前实现 AI 的技术手段主要是机器学习。机器学习是指从有限的观测数据中学习(或"猜测")具有一般性的规律,并将这些规律应用到未观测样本上的方法。传统机器学习的数据处理过程包括数据预处理、特征提取、特征转换和预测[146]。比如,在监督学习中,研究者将临床资料,即年龄、性别、血压、血脂、心肌酶谱、ECG 指标、基因序列等作为基础样本数据,利用机器学习中人工神经网络、决策树、支持向量机、朴素贝叶斯等算法,构建一个基于这些数据的心血管、全因等结局事件的预测模型。最终,我们通过该模型可以评估其他患者结局事件风险,为临床诊疗提供指导。这种有监督的学习模型的建立必须基于较大的数据集,耗时长,需要不断训练才能提高其预测准确性[143]。然而,无监督的方法并不是为了确定结局事件的预测因素,而是通过多个特征将相似的患者分组,分析相似分组间个体的特征,并将其与结果或治疗反应联系起来,即试图从数据隐藏的信息中识别新的致病机制、基因型或表型[143]。在无监督学习中,目标是在没有人类反馈的情况下发现数据中隐藏的信息。

二、AI 与心脏起搏治疗

(一)AI 用于筛选适合置入 CRT 的人群

多项临床试验表明,心脏再同步化治疗(CRT)可以降低心衰患者的发病率和死亡率[146]。然而,尽管所有患者都符合植入标准,但仍有大约 30% 的患者对 CRT 治疗无反应[147]。基于无监督学习进行人群分类的一个应用领域是更精确地筛选适合接受 CRT 的患者。一项研究[148]纳入了 1106 例 CRT 患者,提取了包括流行病学资料、血清学检查、ECG、超声心动图、用药情况和就诊中心在内的 50 项基线资料。通过无监督学习,将这些患者分为 4 组,4 组患者间大多数临床基线和主要终点事件存在显著性差异,其中 2 组患者对 CRT 的反应较好,组内已知的 CRT 有反应的预测因子比例较高,主要终点事件的发生风险下降。结合一些新型的超声指标,如局部纵向应变信号,可将 CRT 患者分为 5 类,第一类患者的反应性是 50%,第五类患者的反应性是 92.7%;且第一类与其他类别的患者相比,无事件生存风险最低[149]。Galli 等通过提取 193 例 CRT 患者的 28 个指标,利用无监督的学习方法将患者分为 2 类,第一类患者的 CRT 反应率是 89%,第二类患者的 CRT 反应率是 34%,后者的无事件生存率较低[150]。CRT 患者的入选标准主要依靠QRS时限与QRS形态,其一定比例的无反应率提示根据这两项指标筛选有一定的局限性。因此,Feeny等利用无监督学习方法根据ECG波形将946例CRT患者分为两类,两组患者的复合终点及LVEF改善程度有显著差异,且结果不受QRS≥150ms及完全性左束支传导阻滞(LBBB)的影响[151]。这些结果说明,整合多项临床参数的无监督学习可以按照预先设定的类别数来区分对CRT反应较好或较差的人群,尽管纳入的参数不同可能影响最终分类的数目。

与传统CRT反应性的预测模型相比,机器学习的模型预测效果更优。Kalscheur MW等比较了随机森林算法模型与传统CRT预测模型的预测效果,结果发现,对于CRT术后12个月的全因死亡风险或心衰住院风险,机器学习模型的预测效果优于通过束支阻滞形态联合QRS时限构建的模型的预测效果。通过随机森林模型筛选出的高风险人群发生全因死亡或心衰住院事件的风险是低风险人群的8倍(HR为7.96)[152]。Feeny AK等纳入925例CRT患者以研究CRT反应性的预测模型,CRT反应性定义为LVEF增加≥10%。结果发现,朴素贝叶斯是最优的机器学习模型,该模型的预测效果优于指南,并筛选出9个重要变量:QRS形态、QRS时限、纽约心功能分级(NYHA)、LVEF、左心室舒张末内径、性别、缺血性心肌病、心房颤动和心外膜左心室电极[153]。也有研究回顾性纳入2191例CRT患者评估性别差异和随访时间对机器学习模型的预测效果的影响,研究者发现,随机森林模型在1年和3年的预测全因死亡效果的受试者工作AUC分别是0.728(95% CI:0.645~0.802)和0.732(95% CI:0.681~0.784)。血清钠水平、血红蛋白浓度、年龄、心衰病因、NYHA分级、LVEF和QRS形态是全因死亡风险最重要的预测因素。这些特征重要性的顺序会受到性别差异的影响,并且在随访1年和3年时特征重要性的顺序也有所差异[154]。目前,这些算法的局限性均在于入选人群的特殊性,尚不清楚这些算法是否适用于所有CRT患者。此外,以上研究结果说明,随机森林模型的风险预测效果会受到纳入变量的种类和个数的影响,随着随访时间的延长,其预测效果也会受到影响。因此,这些结果有待在其他研究人群中进行验证,并且在不同随访时间内进行探讨,如果适用于临床,将有助于医师在CRT植入前做出最优的临床决策。

(二)AI-ECG用于植入式心律转复除颤器(ICD)的鉴别诊断

对于ICD来说,鉴别室上性心动过速(SVT)和室性心动过速(VT)十分重要。因为不恰当电击会给患者带来很大的痛苦,还可能诱发危及生命的快速性心律失常。MA-DIT Ⅱ研究显示,在719例ICD患者中,11.5%患者发生了不恰当电击,不恰当电击占总电击次数的31.2%[155]。法国学者基于支持向量计算法,通过构建一种新型的二维腔内图(EGM)描记法用于单腔ICD来鉴别SVT与VT,算法的准确性和敏感性分别是98.8%和91.3%[156]。Mahajan D等使用776个心律失常事件构建算法模型,对131例双腔ICD电击事件进行验证,结果显示,在有心房EGM参考时,电生理专家和算法识别VT/VF或非VT/VF的准确性没有显著差异(94%对95%,P=0.87);在没有心房EGM参考时,电生理专家和算法识别VT/VF或非VT/VF的准确性也没有显著差异(90%对91%,P=0.91)[157]。因此,即使没有心房EGM信息时,机器学习算法也能发挥其较为准确的识别价值。

(三)AI用于筛选适合置入ICD的人群

对于心脏性猝死高危人群,ICD可以在恶性室性心律失常发生后快速识别并给予除颤电击以转复心律。正确识别心脏性猝死高危人群,以置入ICD预防猝死,具有十分重要的临床意义。目前的指南针对心源性猝死一级预防患者是否置入ICD主要取决于LVEF降低,但这种方法的预测效率较低[158],并且不能很好地解释室性心律失常的发病机制。因此,研究人员利用基于AI算法,结合多种风险预测因素之间的复杂关系来筛选高风险人群。Wu K.C.等利用382例心肌病患者的基线和随访数据构建随机森林模型来预测ICD恰当治疗,并与西雅图心力衰竭模型评分进行比较,结果发现随机森林模型的预测效率最高,中位AUC为0.88(95%CI:0.75~0.96)。最主要的预测因素不仅包括心衰住院,还包括左心室瘢痕、左心室容积、左心房容积、左心房功能和白介素-6水平,这为筛选猝死高危人群提供了新的依据。

(四)AI用于筛选TAVR术后适合置入起搏器的人群

对于在接受经导管主动脉瓣置换术(TAVR)后发生房室传导阻滞的患者,需要进行永久起搏器植入(PPI)治疗。临床医生应在术前对这类患者进行危险分层。然而,目前尚未建立准确的风险预测方法。Tsushima T等回顾性分析888例在2011年3月至2018年10月进行TAVR的患者,其中184例需要在TAVR术后接受心脏植入式电子装置治疗。研究者构建并比较了决策树、随机森林、朴素贝叶斯、多层感知机、K最近邻、局部权重学习、逻辑回归等算法,结果显示逻辑回归和朴素贝叶斯的预测效果最佳[159]。同样地,Truong V.T.等连续性分析557例因严重主动脉瓣狭窄而进行TAVR的患者,患者的中位年龄为80岁,男性占52%,95例患者术后需要接受PPI治疗。利用TAVR术前和术后临床资料构建随机森林模型和逻辑回归模型,通过比较发现,随机森林模型的预测效果优于逻辑回归模型(AUC:0.81对0.69)[160]。

(五)AI用于区分希氏束起搏(HBP)部位

HBP是通过起搏导线直接刺激希氏束–浦肯野纤维的一种起搏方法,因其具有生理性起搏的特点,已经可以替代传统的心室起搏[161]。然而,HBP可以呈现3种起搏模式,即选择性 HBP、非选择性HBP和仅夺获心肌。区分这3种模式十分重要,有利于术者判断最优的电极植入部位,但也有一定的困难。Arnold A.D等纳入并分析59例患者的1297份ECG,通过构建神经网络模型以自动区分这3种起搏模式。结果显示,神经网络算法区分选择性HBP、非选择性HBP和仅夺获心肌的准确性分别是67%、71%和84%[162]。因此,AI自动分析ECG技术可用于协助HBP,避免因不恰当起搏引起并发症。

(六)AI用于优化远程随访

AI算法可以优化远程随访。对使用心脏植入型电子设备(CIED)治疗的患者进行远程监测有助于及早发现心律失常和设备的技术问题来改善患者的随访和预后。然而,由于医疗花费和医疗报销问题,CIED远程随访在临床实践中的应用仍然缓慢,另外,大量的远程跟踪和警报管理对于医生或有经验的管理人员来说比较耗时。法国学者Rosier A等[163]研究了一种基于AI工具的心房颤动危险性分级警报系统,通过提取医疗记录构建模型,将心房颤动危险性分为低、中、高和极高4个等级,分析60例植入起搏器患者的程控记录,结合CHA_2DS_2-VASc评分与心房颤动持续时间,人工将心房颤动危险性分级,比较智能分级的安全性和有效性。研究结果发现,在智能模型中,98%的起搏器警报被正确分类,这项技术使人工工作量减少了84%,同时可以保证患者安全。随着临床数据集的扩展,机器学习算法的应用将进一步提高心脏电生理和起搏领域诊疗的精确性。

三、总结

结合临床资料的机器学习工具可以帮助开发标准化的预测模型,帮助心脏电生理和起搏领域的专家制订针对患者的指导方案。与传统研究方法相比,它可以被认为是一种统计认知的扩展,利用AI来增强而不是取代医生做出临床决策,但重要的是医生要知道如何充分利用AI来验证他们的假设,执行大数据分析,并优化AI在临床实践中的应用。目前,这些模型还需要在多个临床数据集中进行验证,并不断扩大训练数据集,提高模型预测、诊断、分型等的精确性。

(张妮潇　刘　彤)

第 8 节　识别高血压及连续监测血压

心血管疾病是全球主要的死亡原因,每年约造成 1790 万人死亡,占全球死亡总数的 31%[164]。高血压是心血管疾病的最大危险因素,因此应尽早发现。不幸的是,由于人口老龄化及低知晓率和治愈率,高血压的患病率持续上升[165-166]。可靠和及时的血压测量对于预防高血压和相关心血管疾病至关重要。监测与心脏健康相关的风险因素如血压和心率,已被证明在心血管疾病的预防和诊断中提供了不可或缺的支持[167-168]有效识别某些疾病,如"隐性"高血压和"白大衣"高血压。然而,这两者都与心血管疾病风险增加密切相关[169]。隐性高血压的患病率很高,在 8% 到 20% 之间,在接受治疗的高血压患者中高达 50%。一般建议采用连续或动态血压来识别这些患者[167]。然而,传统的动态血压监测设备通常使用示波技术,该技术需要在手臂周围反复充气。这种装置给使用者带来不适甚至疼痛,尤其是在睡眠期间,故限制了其在日常保健中的使用。因此,对能够无扰式且无处不在地为血压提供连续监测的设备的需求正在增加[170]。

众所周知的 ECG 是用于评估心脏功能的最常用的临床工具之一,具有非侵入性和价格低的优点。在临床实践中,ECG 信号通常由具备高水平专业知识的电生理学家解释。ECG 判读耗时且高度依赖于个人主观性。在新技术医疗保健时代,该场景正朝着有效量化和自动分析 ECG 信号的方向发展,以帮助临床医生评估患者的风险。在过去的几年里,随着不同类型的记录人体健康的电子数据的巨大增长,AI 在健康领域的作用不断凸显[171]。此外,过去十年的硬件改进,如云计算、高性能计算或图形处理单元等强大计算平台的可用性,以及高效的现代软件技术,支持了多种语言新技术的发展,特别是 AI 领域中深度学习的发展[172]。这些技术完全依赖于数据,并自动识别数据和特征的模式,在语音识别[172]、图像分析[173]等领域取得了巨大成功。

目前已有很多研究提出使用 AI,仅依靠 ECG 信号或者联合其他信号如光电容积描记图 PPG 来识别高血压及监测血压。本节将系统讲述 AI 的常用方法和基于 ECG 识别及监测血压的相关研究。

一、AI中的传统机器学习和深度学习

AI是机器,特别是计算机系统对人类智能过程的模拟。AI是一个愿景,目标就是让机器像我们人类一样思考与行动,能够代替我们人类去做各种各样的工作。机器学习是机器从经验中自动学习和改进的过程,不需要人工编写程序指定规则和逻辑。机器学习是实现AI的一种方式。深度学习是机器学习的一种,主要特点是使用多层非线性处理单元进行特征提取和转换。每个连续的图层使用前一层的输出作为输入。

传统的机器学习需要手动提取特征,并使用提取的特征进行训练。传统的机器学习包括决策树(DT)、K-最近邻(KNN)、线性判别分析(LDA)、线性回归(LR)、支持向量机回归(SVR)、随机森林(RF)、自适应提升等。DT是有监督的机器学习模型,其根据由许多节点和分支组成的树形结构来预测目标。当决策树预测的目标变量是连续的,这个模型叫作DT回归(DTR)。KNN根据K-最近邻中最常见的组对特征进行分类。LDA通过估计新数据集属于每个类别的概率来预测结果,最后输出被识别为具有最大概率的类别。LR是最简单的一种机器学习回归算法,有良好的可解释性,且对训练样本的需求量少,因此具有训练快且高效的特点。然而,当特征向量与目标具有很强的非线性关系时,最终的训练模型并不适用。SVR通过使用超平面来分离数据集,从而最小化边界线内的误差。RF通过并行组合来自许多弱学习器(如决策树)的预测结果来创建最终预测结果。为了具有低偏差和合理的低预测方差,RF的每个树在训练数据的随机子集上训练,并且预测的平均值被视为模型的最终结果。Adaboost是一种迭代算法,其核心思想是针对同一个训练集训练不同的分类器(弱分类器),然后把这些弱分类器集合起来,构成一个更强的最终分类器(强分类器)。与复杂模型和强模型相比,AdaBoost模型不太容易过拟合,需要的训练样本更少。

与传统的基于人工特征提取的机器学习技术相反,深度学习技术中的人工神经网络具备从输入数据中自动提取与目标任务相关的特征的能力,其缺点是缺乏可解释性。具有许多层的体系结构被认为是深度神经网络,其中最流行的是全连接神经网络(FNN)和CNN[172]。递归神经网络能有效捕捉信号的时间特征,使得它能很好地处理ECG这一时间序列信号。因此,已有研究者提出了一种融合卷积层和长短期记忆(LSTM)层(一种递归神经网络架构)的模型用于ECG诊断[174]。

不同的机器学习方法各有利弊。在 ECG 分类中,传统机器学习的性能很大程度上取决于从 ECG 数据中提取的特征的表征能力。由于每个提取的特征在分类输出中的贡献是已知的,传统机器学习的结果通常在临床上是可解释的[175]。另一方面,深度学习通过使用数据来学习特定任务的最佳特征和参数,这些最佳特征通常很难解释或从临床知识中为它们提供生理学解释。因为不可能对输入和输出之间的功能依赖性做出假设,这种可解释性的丧失给人一种处理"黑匣子"的感觉。

二、基于单一 ECG 信号识别高血压及监测血压

Desmond 等[176]开发了一个智能计算工具,该工具旨在使用 ECG 信号进行高血压及可能的隐性高血压的检测。该研究首先对正常人群及高血压人群的 ECG 信号进行采集,经过信号处理后从 5 个固有模态函数中提取非线性特征。随后使用 t 检验选择一组有高度区分度的特征。最后将该特征集输入 3 个不同的机器学习算法(DT、KNN、LDA)中。经计算,KNN 的准确性最高,达到 97.70%。开发的工具通过十倍交叉验证技术进行评估。该研究表明,仅依靠单一 ECG 信号开发的工具能够实现高血压与正常 ECG 信号的分类。

Miao 等[177]提出了一种基于单通道 ECG 信号的连续血压监测方法。该方法依赖于一种融合残差网络(ResNet)和 LSTM 的深度学习网络。具体地,该方法首先对原始 ECG 信号进行噪声滤波、信号分段和归一化操作;然后,利用 ResNet 从 ECG 信号中学习特征并将学习到的特征输入双向 LSTM 网络;最后,LSTM 输出的特征输入两层的全连接网络中,实现对血压的预测。此外,为提高血压预测的准确性,该方法使用了实验参与者的基准血压进行校准。该模型首先在包含重症监护病房数据的公共数据库中进行训练,并在团队采集的独立测试集上进行验证。结果表明,所提出的方法对平均动脉压(MAP)的估计误差为(0.07±7.77)mmHg(1mmHg=0.13kPa),对于舒张压(DBP)的估计误差为(0.01±6.29)mmHg,符合医疗仪器标准(AAMI)。在与传统机器学习的比较中发现,深度学习模型相比传统算法能够更好地估计血压,因为它们能够识别具有众多参数的深度特征。此外,所提出的 Res-LSTM 组合模型比单独的 ResNet 或双向 LSTM 模型更能有效地识别深度特征。总的来说,该模型实现了准确、可靠和易实施的血压监测。该研究证明了仅使用单通道 ECG 信号进行连续血压监测的可行性,为今后利用可穿戴设备进行便捷准确的连续血压测量提供了新的方法。

三、联合ECG信号及其他信号识别高血压及监测血压

在无创血压监测中,PPG是最常用于联合ECG的生理信号。已有多项研究提出基于ECG及PPG两个通道信号的无创血压监测方法。使用无创血压监测方法,脉搏传导时间(PTT)是最为广泛应用的参数。PTT是指脉搏波在心血管系统的两个位置之间传播所花费的时间,并且可以根据心血管系统产生的两个脉搏信号来计算,例如ECG和PPG。在PTT基础上,为提高测量精度,可通过从ECG和PPG信号中可提取的各种参数来构建多参数模型。Zhang等[178]考虑了交感神经系统对血管活动的调节,提出了一种利用多种生理参数估计血压的方法。该模型中使用的参数包括心率变异性(HRV)、PTT及从ECG/PPG信号中提取的脉搏波形态特征。该研究采用了四种经典的机器学习算法,包括LR、SVR、RF及AdaBoost。通过这四种经典的机器学习算法,对来自两个数据库的3337例受试者的混合数据集进行评估,以验证跨数据库迁移的能力。此外还采用单独的校准程序,以进一步提高该方法的准确性。研究表明,AdaBoost及RF算法表现相当且优于其他两种算法。AdaBoost算法的平均绝对误差(MAE)和均方根误差(RMSE)分别为收缩压(SBP)的10.03mmHg和14.55mmHg、DBP的5.42mmHg和8.19mmHg。在单独校准的情况下,MAE和标准差分别为(0.16±7.96)mmHg(SBP)和(0.13±4.5)mmHg(DBP),符合AAMI标准。此外,这些模型用于测试单个数据库,以评估它们在不同数据源上的性能。Adaboost算法在重症监护病房多参数智能监护数据库(MIMIC)中的整体性能较好,其预测值与真实值之间的MAE分别为6.6mmHg(SBP)和3.12mmHg(DBP)。该研究所提出的方法考虑了自主神经系统对血管和心脏的调节,并跨数据源验证了其有效性和稳健性,这对于提高连续和无干扰的血压估计的准确性是有希望的。

Liu等[179]在心律失常患者中利用ECG及PPG信号构建了一种基于多参数融合的连续血压测量方法。首先,该研究从ECG和PPG信号中提取了15个特征,这些特征具有指示心律失常期间血压变化的潜在能力。研究采用了4种机器学习算法,包括DTR、SVR、Adaboost及RF。基于RSME的平均值及标准差评估各模型的性能。与DTR[(7.68±3.91)mmHg]和SVR[(7.63±4.1)mmHg]模型相比,RF模型在SBP的估计上更优[(5.87±3.13)mmHg]。然而,尽管RFR模型的SBP估计RSME也小于Adaboost的RSME[(6.24±3.22)mmmHg],但差异并不显著。此外,RF模型在DBP估计中的RSME为(3.52±1.38)mmHg,与SVR[(3.88±1.35)mmHg]和Adaboost[(3.62±1.28)mmHg]模型相当,但显著小于DTR模型[(4.44±1.56)mmHg]。因此,基于RF在BP估计中的更高

性能(即更低的 RSME)和与 Adaboost 模型相比有更快的训练能力,RF 模型被选定为最佳的血压估计算法。根据 AAMI 标准和英国高血压协会(BHS)标准,进一步评估了所提出方法(基于 RFR 算法的最佳模型)的总体性能。总体而言,SBP 和 DBP 估计值与实际值之间差值的平均值和标准差分别为(0.04±6.11)mmHg 和(0.11±3.62)mmHg,这表明 SBP 和 DBP 估计的方法符合当前情况下心律失常患者的 AAMI 标准。根据 BHS 标准,所提出的方法的 SBP 和 DBP 估计符合 A 级。研究提示在心律失常情况下,使用机器学习算法(RF)基于 ECG 及 PPG 的多参数模型可以有效地监测血压。

Li 等[180]提出了基于 ECG 和 PPG 的深度学习模型,用于实时估计 SBP 和 DBP。该模型的数据来源于重症监护数据库(MIMIC Ⅱ)。该模型在第一层包含双向 LSTM,随后是 n 层的 LSTM。并且通过输入基于 ECG 及 PPG 波形特征的 7 个参数对每个 LSTM 层进行剩余连接。同时该模型与 3 种传统机器学习及另一种现有深度学习模型进行性能的比较。研究表明该模型优于现有方法,能够实现准确的估计,有望有效地应用于临床实践。

四、目前的问题和展望

现阶段,基于 ECG 联合或不联合 PPG 信号使用 AI 识别高血压及连续监测血压的研究很多,基本的研究流程见图 3.2。大多研究都表明其提出的模型具备可行性,但目前尚无公认的应用于临床实践的模型。可能的问题包括:①疾病、药物、个体差异等多种因素可能会影响血压的变化,模型的性能存在不确定性。因此,在血压模型开发过程中,需考虑每个患者的基线特征,并且用药的变化需要予以考虑。②在临床环境中收集的信号和参考血压值具有一些噪声特征,这影响了所提出的模型的稳定性。因此,在模型开发之前执行数据预处理程序,以降低噪声并去除质量差的信号。③考虑到个体之间对于血压变化的血流动力学反应不一,多数研究采取的是个体化模型建模,这限制了所提出模型的外部临床适用性。④目前除少数使用公开数据库的研究,大多数研究样本量有限,这很难开发群体模型。未来,大型的临床多中心研究可能是需要的,以提出适用性更广的模型。

尽管存在上述问题,但随着 AI 的不断发展,可穿戴设备的应用不断拓展,基于简单易获取的 ECG 信号进行无创血压监测的方向充满前景。同时,使用 AI 深度挖掘 ECG 信号的研究已用于心房颤动识别、肥厚性心肌病识别、年龄/性别识别、左心房增大识别等。若高血压识别及血压监测的 AI 算法可结合到上述场景,将打造心血管全

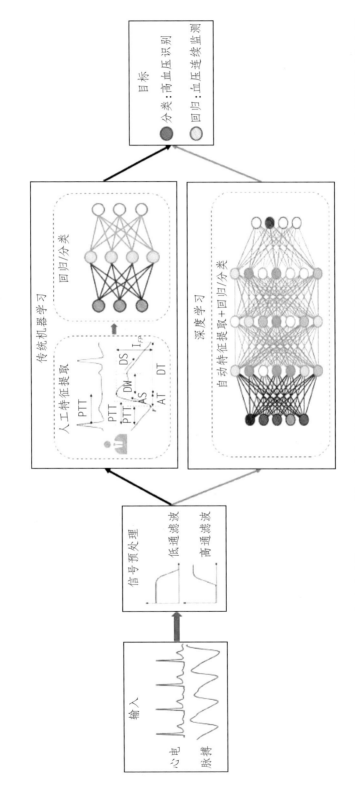

图 3.2 基于 ECG 联合或不联合脉搏波使用 AI 识别高血压及连续监测血压的常规研究流程。PTT，脉搏波传导时间；AT，上升时间；AS，上升斜率；DT，下降时间；DS，下降斜率；I_{FP}，上升支波峰波谷距离；DW，动脉弹性指数。

场景的应用系统,造福更多患者。

(唐　闽　周　滨)

第 9 节　心房颤动

　　心房颤动(简称"房颤")是最常见的心律失常疾病,可升高卒中、心衰及死亡风险[181],其早期识别、诊断及治疗仍存在一定挑战。传统的筛查手段具有较大局限性,大大低估了房颤的患病率。近年来,随着监测手段的不断进步,房颤人群基数越来越大,而医生则需要面对大量患者的临床数据、用药信息等资料。基于这些资料,医生可以为患者制订个体化治疗方案,但运用传统统计学工具处理大数据存在较大挑战。AI算法能很好地弥补上述缺陷,近年来开始在房颤诊疗领域崭露头角。

一、常用技术

　　AI作为计算机科学的一个分支,包括机器学习、深度学习等。机器学习由统计学和计算机科学交互作用所产生,其研究使计算机依靠经验学习并不断优化自身能力,达到模拟人类学习的目的。大致过程分为数据预处理、特征选择、数据分类、模拟训练及优化。机器学习的技术主要分为监督式学习、非监督式学习和强化学习3种。①监督式学习:从训练数据中学习或建议一个模型,并依次推测新的实例。监督式学习的任务是依靠正确标签的训练数据,得到任何可能出现的输入值的输出,输出的结果可能是预测或者分类。比如给一组诊断房颤的患者ECG进行数据训练,最终得到的模型便可用于判断新导入的ECG是否存在房颤。②无监督式学习:不需要预测结果,主要目的为发现数据中不同变量之间基本的结果和关系。这种方法中输入的数据是不带标签的,输出数据也是未知的,系统依靠数据的基础寻找特定的模式。聚类分析是无监督式学习常用的算法,可将研究对象按照一定的标准分类,每一个类别都有其相应的特征。比如给一组房颤患者按照临床数据进行卒中风险分层。③强化学习:通过给定的输入数据和结果循环试验进行学习。其包含一个特定的环境和一个可以实时作用于环境的智能体。当环境接受一个由智能体发出的动作后,其状态发生变化,同时产生一个强化信号反馈给智能体,智能体根据强化信号和当前环境状态再选择下一个动作。

深度学习是机器学习中的一个新研究领域,目的在于构建类似人类大脑的神经网络,包括神经网络(NN)、CNN等。①NN:模拟人脑中神经元之间的连接方式,形成一种组合众多信号计算单元的输血模型。NN由大量处理单元构成,排列成多层结构,层间通过一定的权值互相连接,输入数据经过处理而产生相应的结果。②CNN:是应用最为广泛的一类深度学习模型。其仿造生物的视觉知觉机制,通过多次卷积计算,在图像和音频数据特征提取方面有较大优势。

二、AI在房颤诊断中的应用

传统的房颤诊断方法主要有心脏查体、ECG等。12导联ECG是诊断房颤的金标准。根据ECG的RR间期及P波来做出诊断。但是由于患者数量急剧增多,医生对于大量ECG有时无法做出准确诊断。此外,部分房颤患者为阵发性,普通12导联ECG或者24小时动态ECG可能无法记录房颤发作而造成漏诊。植入性心电事件记录仪可将监测时间延长至3年,但价格昂贵,且为有创操作,给患者及临床工作造成负担。房颤患者无法及时确诊,可导致患者无法及时接受抗凝等治疗,严重时可导致血栓栓塞事件发生,后果十分严重。因此,我们急切需要一种无创、廉价、简便的监测手段。

基于机器学习的诊断方法能提高特征提取能力,具备在12导联或单导联ECG上准确识别心律变化情况。Hannun等[182]将91 232份单导联ECG记录导入CNN中,创建出一个模型用于区分12种不同的心律(包括房颤),发现该模型预测心律的AUC高达0.91。随后该模型被整合成神经网络软件,并编码进可穿戴设备的硬件中,通过光电容积脉搏波采集信号并进行心律分析[183-185]。美国苹果公司推出了一项关于可穿戴设备监测房颤的临床研究,该研究纳入419 297例参与者,所有被识别有房颤发作的对象均接受ECG检查,其中34%被临床确诊为房颤,阳性预测值为0.84[184]。此外,国内利用智能手环筛查房颤的研究(HUAWEI Heart Study)结果也已公布,在187 912例应用智能手环的个体中,筛查出424例"疑似房颤"患者,其中262例接受医疗机构检查,共确诊227例房颤,阳性预测值达91.6%[183]。此外,目前已经可以实现通过可穿戴设备进行ECG记录。Kardiaband搭配苹果手表可以记录单导联ECG,一项纳入24例阵发性房颤患者的研究显示,该设备识别房颤发作时间≥1小时的敏感性为97.5%[186]。上述研究证实了可穿戴设备应用于房颤监测的可行性。

此外,在房颤发生之前,心房结构可能就出现了改变,如心肌肥大、纤维化等,这些可能导致微弱的心电改变,从而在 ECG 上得以体现。研究显示,AI 或可从正常节律 ECG 中识别房颤。*Lancet* 杂志上发表的一项研究中,研究者开发了一种 AI 模型,其可以从患者窦性心律下的 ECG 中发现房颤迹象。研究者们使用 18.1 万例患者的 65 万份 ECG(标准 12 导联,持续 10 秒),按照是否患有房颤分为 2 组。随后通过构建 NN 用于识别窦性心律下 ECG 的细微变化。ECG 数据被分为 3 组,即训练(70%)、内部验证(10%)和测试(20%)数据。最终发现,AI 模型识别房颤的准确性高达 83%[187]。该研究提示 AI 应用于 ECG 可以检测出房颤,即使在记录 ECG 时房颤未发作,AI 模型也能识别细微变化,预测潜在的房颤患者。

　　上述研究结果提示,随着 AI 的不断发展,可能在早期就可以通过分析窦性心律 ECG 识别房颤高危患者,对于这些患者建议佩戴可穿戴设备,发现异常后及时至医疗机构就诊,更为快速、经济、无创且简便。

三、AI 在房颤消融术中的应用

　　房颤消融术前影像学检查评估左心房情况和相关解剖非常必要,人工处理影像学数据将会耗费大量时间,且可能造成一定误差[188-189],但 AI 技术可以很好地满足这一需求[190]。国内大部分中心在术前会进行左心房 CT 明确肺静脉解剖,Chen 等通过深度 CNN 构建自动识别 CT 影像并重建左心房三维解剖结构的模型,发现该模型识别 CT 影像中左心房结构的准确性为 99%,敏感性为 99.3%,特异性为 98.7%[191]。近年来,心脏磁共振技术在房颤患者中的应用逐渐增多,通过定量分析数据、三维重建和结合延迟钆增强序列,可以用于评估左心房纤维化程度,指导房颤消融策略的制订。Bai 等使用一项 CNN 图像分割算法处理 5008 例患者的心脏核磁共振图像序列。相较人工处理,CNN 不仅可以显著减少处理时间,而且可大幅提高准确性[188]。此外,AI 在左心房瘢痕区域识别上也有较大优势。Valinoti 等使用深度学习技术将左心房分割和左心房瘢痕区识别进行自动整合,随后将处理结果导入三维指导系统,这有利于缩短手术时间,并进行个体化消融[192]。上述研究表明,AI 在房颤消融术前影像学检查中的应用具有其独特的优越性。尽管上述技术具有较好的前景,但仍需在不同解剖结构的患者中进行验证,并且探索出相关参数的标准区间。

　　房颤消融术中需对左心房进行电生理基质标测,对结果的解释具有较大的主观性,造成不同术者存在差异,导致消融术式出现差别。近年来,AI 开始逐渐应用于分析标测结果,通过机器学习自动分析左心房时间–空间激动模型,用于指导消融。一项研究通过训练监督学习CNN对35例持续性房颤患者进行数据分类,用于识别终止房颤的有效消融位点,最终发现该模型预测准确性达95%[193]。既往研究显示,存在肺静脉外触发灶是消融术后房颤复发的重要预测因子,对这些触发灶进行消融可以提高手术成功率。Liu等纳入358例接受导管消融术且术后1年未复发的阵发性房颤患者,根据是否存在肺静脉外触发灶将患者分为2组,应用深度学习对消融前肺静脉CT影像进行分析,并预测肺静脉外触发灶存在情况,发现该模型预测的准确性为(82.4±2.0)%,敏感性为(64.3±5.4)%,特异性为(88.4±1.9)%[194]。

四、AI在房颤个体化治疗中的应用

近年来,各大协会发布的房颤指南均强调个体化综合管理,包括症状管理、药物治疗(控制心室率、抗心律失常及抗凝药物)、器械治疗(左心耳封堵及起搏治疗)等[195-196]。以往常通过房颤类型对患者进行分类,但无法全面反映患者之间的个体化差异。目前,无监督AI技术已开始应用于房颤管理,可根据患者资料进行分类个体化管理。一项研究纳入约10 000例患者,根据基线资料分为4类:①危险因素及合并疾病较少的房颤患者;②年轻和(或)共存行为障碍的房颤患者;③有快慢综合征需要器械植入治疗的房颤患者;④合并冠状动脉疾病、急性心肌梗死和(或)粥样硬化的房颤患者。结果发现相较第一类患者,其余3组患者主要心血管事件、神经系统事件及主要出血事件发生风险更高,需引起临床医生的关注[197]。

AI不仅可以在患者风险评估及分组管理中发挥作用,还可以帮助督促患者规范用药。在过去的10年间,新型口服抗凝药物应用越来越广泛,大有取代华法林的趋势。部分房颤人群(终末期肾脏病、瓣膜性房颤等)仍只能服用华法林进行抗凝,但华法林应用仍存在一定挑战性。不同个体华法林起始剂量不一,机器学习算法可基于人口学、临床和药学数据给出不同个体的适宜华法林剂量[198-199]。此外,患者服用抗凝药物的依从性较差,相当一部分患者服用一段时间后自行停药。随着新型口服抗凝药应用于临床,服药依从性有一定提升,但幅度不大[200]。

Labovitz等将智能手机与AI技术相结合的方式对患者服药进行干预,通过上述措施对患者进行视频监测确认服药,结果发现干预组患者服药后依从性高达100%,而传统方式服药组仅50%[201]。房颤患者常使用抗心律失常药物,需要密切监测心率、QT间期等,根据QT间期、是否适合应用QT间期延长药物、肾功能情况等因素调整药物,以防止出现致心律失常等不良反应,但仅通过QT间期无法准确反映患者的血药浓度。一项研究通过建立深度学习模型使用 ECG 数据预测多非利特的血药浓度,发现与真实血药浓度具有很好的相关性[202]。Levy 等通过机器学习模型得出每位患者多非利特的服药剂量,建议给药剂量准确性达 96.1%[203]。

五、目前的挑战

庞大的数据使得 AI 模型给出的临床决策似乎更具说服力,但目前 AI 应用于临床的局限性也十分突出。第一,医学伦理问题。大量的数据包含了患者的临床资料,部分信息可能涉及隐私。因此,使用这些数据之前最好取得患者的知情同意,但由于样本量庞大,无疑会增加巨大的工作量。第二,数据质量问题。海量的数据是 AI 模型的基础,数据的准确采集至关重要。如果采集的数据存在不同程度的质量问题,那么直接用于 AI 模型得到的准确性自然偏低,导致模型无法推广到全人群。比如本文中多次提及的 ECG 数据,不同检查人员 ECG 导联放置位置,以及 ECG 波形质量的衡量标准,可能存在些许差别,以致获取的 ECG 质量参差不齐。因此,数据采集过程中的标准化至关重要。第三,机器学习的“黑匣子”问题。输入数据后模型输出预测结果,但是机器处理的过程我们并不清楚。而且,目前 AI 算法一般是信息技术人员进行,很少有临床医生参与其中,得出的结论可能缺乏临床实用价值。在医学领域,循证证据至关重要,仅凭机器学习得出的临床建议可能很难被临床医生采纳。第四,结果推广问题。目前 AI 应用于临床仍处于初级阶段,许多算法仅基于一个数据库进行研究,纳入人群的广度可能有一定局限。此外,预测同一种疾病可能存在多种算法,是否适用于不同人群、是否可以进行整合同一,目前尚不可知,这在很大程度上限制了结果在全人群中推广。

六、总结和展望

在心电生理领域,近年来 AI 应用越来越广泛,尤其在房颤诊疗方面。随着 AI 监测及诊断技术的不断进步,各式各样的可穿戴设备进入我们的生活中,用于房颤节律和心率的管理。此外,AI 在房颤消融术中的应用已开始探索。对于术前影像学检查数据的处理,AI 具有其独特的优势,可以帮助评估心房纤维化程度,以及自动化完成腔内基质标测等。相信随着 AI 技术的不断进步和革新,突破瓶颈,打破局限,未来将在房颤诊疗中的占有一席之地。

(储慧民　王彬浩)

第10节　心脏瓣膜病

一、心脏瓣膜病

心脏瓣膜病(VHD)是一种临床上较常见的器质性心脏疾病,常涉及一个或多个心脏瓣膜解剖结构完整性的破坏,导致瓣膜狭窄、反流或二者合并存在,包括主动脉瓣、二尖瓣、三尖瓣、肺动脉瓣。常见病因包括遗传、感染、免疫、老年退行性改变、功能性改变等。根据美国一项大规模人群研究,对11 911人进行心脏超声筛查,结果表明,调整年龄后,心脏瓣膜病发病率约为2.5%,其中主动脉瓣狭窄占0.4%,主动脉瓣反流占0.5%,二尖瓣狭窄占0.1%,二尖瓣反流占1.7%。随着人口老龄化,老年退行性瓣膜病变及功能性病变发病率逐年增加,65岁之前心脏瓣膜病发病率<2%,65~75岁之间发病率为8.5%,75岁以上人群为13.2%。风湿性心脏瓣膜病仍是发展中国家心脏瓣膜病的重要病因[204]。

心脏瓣膜病若没及时发现并治疗,一旦出现症状,尤其是合并心功能不全时,会导致较差的临床结局,给患者和家属带来极大的痛苦和负担。目前,临床一直沿用的筛查手段是心脏超声检查,但并非所有患者就诊时均进行心脏超声检查,故其早期发现存在一定困难,随着AI技术的迅速发展,其在临床诊疗中得到广泛应用,诊断准确性逐渐提高,机器学习也用于疾病的预测,且预测效果有较高的可信度,显著提高了各类疾病的诊断效率。

AI可以智能感知周围环境、模仿并演示人类的认知行为,如学习和解决问题,机器学习是AI的一个领域,可通过设计数学模型并进行训练,以获得能够做出预测的大型数据集[205],目前已在医疗领域广泛研究,并参与对各类疾病的诊断及预后的预测。AI机器学习已在多种心血管疾病诊断方面取得一定的进展,包括机器学习,如通过ECG预测房颤、心脏瓣膜病、肺动脉高压、左心室舒张功能障碍等疾病。

二、AI-ECG在瓣膜病预测诊断的研究进展

(一)AI-ECG识别主动脉瓣狭窄

主动脉瓣狭窄(AS)通常会在心脏收缩期出现特征性表现,很多患者可能直到出

现症状后才就医,仅有62%的无症状主动脉瓣狭窄患者能发现心脏杂音[206],并且是否能够准确判断出心脏杂音也与医生的听诊技巧密切相关,因此对于主动脉瓣狭窄的患者,无法准确地早期识别,影响早期治疗。

2021年,美国梅奥诊所心脏内科Cohen-Shelly等开发出利用CNN的AI-ECG,通过AI-ECG技术识别中度至重度主动脉瓣狭窄患者[207]。

该团队入选梅奥诊所数据库中1989—2019年≥18岁的患者,要求入选患者在180天内进行经胸心脏超声检查和标准12导联ECG检查。心脏超声诊断为中度至重度主动脉瓣狭窄患者共9723例(3.7%),使用AI算法对129 788例患者的ECG(50%)进行学习,利用25 893例患者ECG(10%)进行内部验证,最终在102 926例患者(40%)中进行算法的检测。验证组中,AI-ECG标记了3833例(3.7%)患者为主动脉瓣狭窄(AUC为0.85),其敏感性、特异性和准确性分别为78%、74%和74%。随着患者年龄增加,该AI算法通过ECG识别主动脉瓣狭窄的敏感性增加,特异性下降。在任何年龄段,与男性患者相比,该AI-ECG技术在女性患者中有较高的特异性,而敏感性较低。当研究团队在模型中增加年龄和性别参数后,该模型对非高血压患者中主动脉瓣狭窄患者的识别AUC增加至0.90。该模型还可预测主动脉瓣狭窄的发病,使用该AI-ECG预测主动脉瓣狭窄的患者中,假阳性的患者在15年内发展为中度至重度主动脉瓣狭窄的风险是其识别为真阴性患者的2倍。

AI算法利用ECG对于主动脉瓣狭窄有较好的诊断和预测能力,随着机器学习算法的不断优化,今后将逐渐从临床研究用于临床实践,将有助于医生对患者的临床情况进行诊断。ECG相较于心脏超声更加方便操作,成本更低,更适合于人群筛查,有助于筛选出重点人群后做进一步的检查,可以节约医疗资源,有利于疾病的"早发现、早诊断、早治疗"。

(二)AI-ECG识别二尖瓣反流

二尖瓣反流(MR)是指血液在收缩期从左心室反流至左心房,是发达国家最常见的瓣膜疾病,普通人群中二尖瓣反流的发病率为1.7%,但在70岁以上人群中,其发病率约为10%[208-209]。随着二尖瓣反流的不断进展,可导致心衰,严重影响患者的寿命和生存质量,早期的筛查和预测对于二尖瓣反流的进展和对于不良结局的预防都有十分重要的意义。

目前对于二尖瓣反流的诊断主要是患者出现不适症状后进行心脏超声检查而发现,而此时已经是相对较晚的干预期,患者常因为疲劳、劳力性呼吸困难等心衰相关症状就诊,并非所有患者都存在二尖瓣听诊区杂音,心脏超声相对昂贵、检查时间较长,难以作为此病的人群筛查手段,因此也限制了二尖瓣反流的早期发现,与心脏超声相比,ECG更简单,成本更低,且易操作,更适合于二尖瓣反流的早期筛查。

2020年发表于 *Journal of Electrocardiology* 杂志的一项研究将AI用于ECG领域,对二尖瓣反流进行早期诊断和预测[210]。

该研究为多中心回顾性队列研究,共2家医院参与,分别为心血管教学医院和社区综合医院。该研究入选了4周内同时进行ECG和心脏超声检查的成年人。将2016年10月至2019年3月期间心血管教学医院纳入的患者进行拆分,分别纳入算法推导和内部验证数据组,将首次评估后进行心脏超声检查随访的患者纳入内部验证数据组,随访中未进行心脏超声检查的患者纳入衍生数据组,用于AI算法的推导开发过程。在算法开发完成后,使用该教学医院内部验证数据组进行算法的验证,评估AI算法的准确性,并使用社区综合医院数据(纳入2017年3月至2019年3月数据)作为外部验证数据组进行验证。共使用24 202例患者的56 670份ECG进行AI算法的推导开发,3174例患者的3174份ECG进行内部验证,10 865例患者的10 865份ECG进行了外部验证,研究的终点为该患者通过心脏超声检查诊断为中度至重度二尖瓣反流。

在进行内部和外部验证时,该AI算法通过对患者标准12导联ECG的分析,检测出二尖瓣反流的ROC AUC分别为0.816和0.877。使用该AI算法对患者单导联ECG进行分析,诊断二尖瓣反流的ROC AUC分别为0.758和0.850。在尚未诊断为二尖瓣反流的3157例患者中,通过27个月的随访发现,该算法判定为高风险的人群患有二尖瓣反流的概率高于低风险患者(13.9% 对 2.6%,$P<0.001$)。该AI算法对ECG分析出的敏感区域图表明该算法主要采集二尖瓣反流患者的P波、T波数据及非二尖瓣反流患者的QRS波离散度数据。

该研究将算法抓取的ECG重要数据采取区域进行敏感区域图分析,将其可视化,增加该AI算法的透明度,改变了以往深度学习算法的缺点,增加了明确性和透明度。通过AI算法对ECG关键区域进行分析,用于诊断和预测患者二尖瓣反流,提高了对于二尖瓣反流的检出率,并有助于临床医生早期识别高风险患者,进行针对性随访和早期预防和治疗,有助于改善患者的预后,减少相关不良结局的出现。

三、未来展望

随着 AI 科技的不断发展,各类新型的仪器设备不断更新改进,AI 逐渐渗透于医疗的各个领域,从心率监测手环,到心脏体外 3D 模型打印。目前,对于心脏瓣膜疾病的诊断,AI 科技主要集中于瓣膜置换手术前使用 CT 或 MRI 对瓣膜进行扫描,结合 AI,对患者瓣膜进行精确的重建,利用 3D 打印技术生成更加拟合患者的瓣膜,并且可根据瓣膜情况对患者术后并发症发生的可能性进行预测,可让术者在手术前对患者的瓣膜情况更加了解,对可能存在的手术期间及术后事件能提前准备预案,真正做到"准备充分、精确诊疗"。

ECG 作为目前基层医院普及、操作简单、无创、成本低廉、操作时间短的心脏检查手段,其功能早已不局限于心律失常和心肌缺血的诊断,通过与 AI、机器学习算法相结合,目前已经能够对多种瓣膜疾病进行诊断和预测,在未来能够逐渐覆盖各类心脏疾病的诊断和预测,为临床医生诊疗助力,通过最少、最简单的检查,为患者提供最准确、最快速的诊断,真正实现精准医疗,对心脏瓣膜疾病做到"早筛查、早发现、早治疗",提高患者的生存质量,改善患者预后。

(谢冰歆　刘　彤)

第 11 节　电解质紊乱

血液中的电解质水平受到严格的调节,对维持细胞正常的生理功能至关重要。很多疾病会导致电解质紊乱,严重的电解质紊乱可能发生致命性心律失常和心源性猝死。研究表明,在肾病或心脏病患者中,电解质浓度的轻微变化就可能导致患者住院和死亡。因此,电解质紊乱的诊断和监测非常重要。目前,诊断的金标准是进行电解质浓度的实验室检测,但实验室检测具有侵入性,同时成本高昂,需要专门的设备和基础设施。因此,利用实验室检测方法日常评估电解质可能并不是监测健康状况和预防致命性不良事件的最佳方法。

跨膜电解质是否平衡决定了心肌细胞膜的状态,并影响着心脏功能和 ECG 的形态。先前的研究表明,电解质失衡会改变 ECG 的形状。基于此,深度学习模型可能根据这种微妙的ECG变化评估电解质状态。

一、血钾异常

在临床实践中,高钾血症和低钾血症是心源性猝死的常见原因。所以对于血钾异常的及时识别和快速纠正是至关重要的。与低钾血症相关的主要ECG改变包括T波振幅降低、ST段压低、T波倒置、PR间期延长和校正QT间期(QTc)增加。高钾血症的典型ECG表现从高尖峰T波和QT间期缩短发展到PR间期延长和P波消失,然后是QRS波群扩大,最终形成正弦波形态。虽然这些ECG形态学改变在血钾异常患者中比较常见,但即使是经验丰富的临床医生也经常会忽略一些相关细节,因此,越来越多先进的深度学习模型已经开发出来用于改善电解质紊乱诊断。

早在2015年,Dillon JJ等[211]研究发现,ECG复极相关的ECG指标(包括T波振幅、斜率、T/R振幅比值等)可以用于检测血液透析患者血钾水平的变化。血钾浓度正常范围内的微小改变即可导致ECG发生信号可量化的变化。研究可检测到最小为0.2mmol/L的血钾浓度变化。这表明,基于ECG变化的非侵入性血钾浓度监测是可行的。

其后在2016年,Attia ZI[212]等开发了单导联ECG无创监测血钾的模型。研究对血液透析患者进行心电记录和血液检测,然后开发了个性化的经处理单通道ECG预测血钾的回归模型和整体模型。整体模型可根据T波特征预测血钾水平。对于个性化模型,血钾值的绝对误差为测量值的10%,整体模型的误差为12%。由此进一步证明了经单导联信号处理的ECG可以用来预测血钾数值。

到2019年,Galloway CD团队[213]评估了深度学习模型在CKD患者ECG检测高钾血症中的性能。深度学习最重要的方面是它能够提取特征,并使用各种类型的数据(如图像、2D数据和波形)开发算法。在这项研究中,仅使用2条ECG导联、深度学习模型检测出肾脏疾病患者的高钾血症AUC为0.853~0.883。这项研究表明了将AI应用于ECG可以筛查高钾血症。

至2020年,基于以上深度学习的基础,Lin CS等[214]开发了基于ECG表现评估血钾浓度的深度学习模型ECG12Net。ECG12Net是一个82层CNN,对严重低钾血症和高钾血症诊断的敏感性分别为95.6%和84.5%,特异性分别为81.6%和96.0%,并在人机竞赛中表现明显优于临床医生。由此表明,基于12导联ECG的深度学习模型可以帮助医生及时识别严重的血钾异常,从而潜在地减少心脏事件。

最近, Kwon JM 等[215]也开发了一个使用 ECG 检测电解质失衡的深度学习模型, 并在多中心研究中验证其性能。结果表明, 12 导联动态 ECG 检测高钾血症和低钾血症的 AUC 分别为 0.945 和 0.866。外部验证的 AUC 值分别为 0.873 和 0.857。同时, 该模型有助于可视化检测电解质失衡的重要 ECG 区域。高钾血症患者 ECG 表现为 QRS 间期延长、QTc 延长、T 波轴右移、PR 间期延长和心动过速。综上, 越来越多的研究提示 DLM 可用于检测和监测血钾异常的日常 ECG。

二、血钠异常和血钙异常

上述提及的 Kwon JM 团队开发的深度学习模型除了可应用于血钾异常的监测, 还可用于血钠和血钙平衡紊乱的预测[215]。12 导联动态 ECG 检测高钠血症、低钠血症、高钙血症和低钙血症的 AUC 分别为 0.944、0.885、0.905 和 0.901。外部验证的 AUC 分别为 0.839、0.856、0.831 和 0.813。6 导联 ECG 检测高钠血症、低钠血症、高钙血症和低钙血症的 AUC 值分别为 0.833、0.851、0.813 和 0.812。单导联 ECG 检测的高钠血症、低钠血症、高钙血症和低钙血症的 AUC 分别为 0.806、0.839、0.634 和 0.798。同时, 对于内部和外部验证数据集, DLM 优于 Logistic 回归和随机森林模型。此外, DLM 分析检测每种电解质失衡的重要 ECG 区域结果提示: 血钠异常与心率、房颤、PR 间期、QRS 间期、QT 间期、QTc 和 T 波轴相关。血钙异常与心率、房颤、QRS 间期、QT 间期、QTc、R 波轴和 T 波轴相关。由此, 深度学习可应用于更多种类的电解质平衡紊乱的诊断和监测。

总而言之, 越来越多的 AI 新技术和新发展正逐步应用于 ECG 诊断电解质紊乱。这一模式将帮助医生及时识别电解质紊乱, 以减少不良后果的发生, 最终通过医生和 AI 之间的合作为患者带来更好的医疗服务。

(穆冠宇　陈康寅)

第 12 节　其他系统疾病

AI-ECG 在心血管系统疾病的诊断方面发挥了重要的作用, 同时我们也可以看到在上一章节中 AI-ECG 对电解质紊乱的识别与诊断, 也取得了出色的效果。然而, AI-

ECG并不仅仅止步于心脏疾病本身。传统的心电学研究使用诸如心率变异性（HRV）等从ECG上获取的指标，已经在癫痫及阻塞性睡眠呼吸暂停综合征辅助诊断等非心脏疾病领域展现出良好潜力。借助深度学习等AI领域新算法，AI-ECG在个人信息识别、生理指标测量、神经精神系统疾病辅助诊断、呼吸系统疾病辅助诊断以及用药安全性监测，这些以往被认为和ECG无关的新兴领域取得了一些进展。本章节将从上述几个领域入手，梳理AI-ECG在其中的作用，拓宽读者的思路，从而进一步产生对AI-ECG的兴趣。

一、AI-ECG与个人信息识别

心电学研究已经注意到不同年龄与性别在ECG上具有相应表现：荷兰学者[216]针对约1万3千名年龄为16～90岁的健康个体的ECG分析显示，不同年龄间的按心率校正QT间期（QTc Interval，QTc间期）及平均QRS电轴（mean QRS axis）随年龄变化的趋势十分明显，以QTc间期为例，年轻男性的QTc间期中位数为405毫秒，而年长男性中位数则逐渐接近420毫秒，上限保持在440-450毫秒范围内，而在70～79岁年龄段QTc间期攀升至460毫秒，80岁以上的人群中甚至更高；性别领域，除了传统的QTc间期，几项研究显示PQ间期[217]、QT/RR曲率[218]及J点到T波末期、J点到T波峰间期和T波峰末间期（Tp-e间期）[219]也存在性别差异。

近年来，也有学者利用上述及其他心电学指标，预测患者的ECG年龄与实际年龄的差异[220]及和死亡率[221]的关系，但诊断效能不高，如日本学者[221]使用约1万9千名各年龄段排除了结构性心脏病患者的标准12导联ECG数据，利用主成分分析法（PCA）获得包含438个ECG指标的年龄预测模型，其AUC最高仅为0.731。

梅奥诊所Attia[222]等使用774783名成年患者的标准12导联ECG来预测年龄与性别，其中499727名患者的标准12导联ECG10秒样本被用来训练CNN。训练好的算法在剩余275 056名患者的队列中进行独立测试。性别预测方面，该算法在独立测试数据中的AUC为0.97。年龄预测方面，平均误差为6.9±5.6岁。算法预测年龄超过实际年龄大于七岁的主要因素包括：低射血分数、高血压和冠心病（$P<0.01$）。这提示了AI-ECG所预测的年龄可能与预后不良有关。

Lima[223]等的研究进一步证实了AI-ECG算法所获得的"心电图年龄"可以作为死亡的预测因素，该研究团队使用1 558 415例（男性占比40.2%，平均年龄51.6±17.6岁）患者的ECG数据，在上述队列中预先划分出85%作为训练数据集，剩余15%和另两个独立队列(分别由 14236 及 1631 名患者组成)用作验证队列,应用改进后的残差网络这一 CNN 算法训练出相关模型后得到"心电图年龄"的预测数值,与实际年龄做比较的结果显示,在预先留出的 15% 验证队列中,"心电图年龄"比实际年龄大八岁及以上患者具有更高的死亡风险(HR:1.79,95% CI:1.69 ~ 1.90;$P<0.001$),"心电图年龄"比实际年龄小八岁及以上的患者死亡风险较低(HR:0.78,95% CI:0.74 ~ 0.83,$P<0.001$),另两个独立外部队列验证结果与预先留出的 15% 验证队列相似。说明"心电图年龄"在预测死亡风险方面具有一定作用。

德国 Strodthoff[224]团队近期利用公开的 PTB-XL 数据集(包含来自 18885 名患者的标准 10 秒 12 导联 ECG)及 ICBEB 2018 数据集(包括 6877 名患者的标准 12 导联 ECG)这两个较小规模数据集,使用不同类别的 CNN 算法,比较各个算法在性别与年龄预测领域的效果,其中残差网络 xresnet1d101 在性别预测领域表现最佳,其 AUC 为 0.92,残差网络 resnet1d_wang 在年龄预测领域表现出色,平均绝对误差(MAE)为 6.9 年(判定系数 $R^2=0.7$)。

上述研究结果提示我们利用 AI-ECG 在年龄与性别预测领域大有可为,是否可以利用性别及其他临床信息对"心电图年龄"进行校准使其和实际年龄更加符合,抑或利用"心电图年龄"对如心力衰竭患者进行治疗效果评价都值得进一步深入研究。

二、AI-ECG 与生理指标测量

AI-ECG 在生理指标测量领域展示出了巨大的潜力,AI 算法单纯对 ECG 进行分析,已经从最开始区分有没有的分类时代,如患者是否有高血压、是否夜间出现低血糖发作,发展到准确给出测量具体数值,如患者目前的血压及糖化血红蛋白具体数值是多少的测量时代,本部分将从血压预测与血糖监测入手,梳理 AI-ECG 在生理指标测量方面取得的进展。

(一)AI-ECG 与血压预测

现有的袖带式血压测量方法可以在诊室及家中方便的获取某一时刻的血压值,但如果需要进行血压连续监测,动态血压监测可能影响患者休息,而有创血压监测设备价格昂贵且为侵入式操作,不利于临床推广。长期的高血压状态会造成左心室肥厚,反映在 ECG 上表现为 Sokolow-Lyon 指数(V5 导联的 R 波振幅及其与 V1 导联 S 波振幅的绝对值之和)等指标升高。AI-ECG 对血压的预测经历了从单纯的区分是否为高血压到输出具体血压数值的转变。

Rajput[225-226]等人通过特征提取方法对高血压患者是否出现不良事件进行分类，该团队利用包括139名受试者24小时ECG数据的SHAREE数据集，把伴有心肌梗死、卒中和晕厥的高血压患者定义为高危高血压组，若无上述事件则为低危高血压组，使用最佳正交小波滤波方法（OWFB）[225]从心电信号中提取信号分数维（SFD）和对数能量（LOGE）特征对低危高血压和高危高血压组进行识别，其识别准确度可达到100%。具备高准确度的同时，我们也应该看到相关研究仅对不良事件进行区分，而伴有这些事件时患者的ECG会产生明显变化。

西北工业大学Ni[227]等同样利用公开的SHAREE数据，使用夜间心电数据中的HRV变化来区分收缩压是否高于160mmHg，研究团队提取时域、频域、非线性域的18个HRV多维特征，利用时间金字塔池化方法降低特征维数，应用多因素方差分析过滤相关特征，建立具有相关特征的高血压识别模型，总体准确率为95.1%。

Soh等利用SHAREE数据及来自麻省理工学院-贝斯以色列医院（MIT-BIH）正常窦性心律数据库的18个正常24小时ECG信号，使用CNN开发出区分是否为高血压（血压≥140/90mmHg）的算法，该算法的准确度在上述数据中达到了99.9%的准确度。尽管上述研究识别准确度很高，但其利用的数据有限，在推广到外部真实世界数据时是否会降低识别的准确度尚未可知，且简单区分是否高血压，利用袖带法测量就可以轻松获得瞬时的血压值，传统方法十分方便快捷，这同样限制了上述单纯区分是否为高血压的分类算法的推广价值。

AI-ECG的发展为单纯应用心电信号或联合其他生理信号，如光电容描记（PPG）进行血压数值预测提供可能。Simjanoska[228]等使用来自51名患者的ECG记录，提取3129个30秒ECG片段，上述数据按6∶1∶3的比例被分为训练集、验证集与测试集，研究者在训练集中利用K最邻近法（KNN）、决策树J48分类算法、朴素贝叶斯、支持向量机（SVM）、随机森林、引导聚集及提升方法这7个机器学习算法开发出三分类模型以区分正常血压（血压<120/80mmHg）、正常高值血压（血压在120/80～139/89mmHg）及高血压（血压≥140/90mmHg），同时使用随机森林算法构建三个不同的回归模型以分别估计收缩压、舒张压及平均动脉压的具体数值。校准模型后，收缩压的MAE降至7.72mmHg，舒张压的MAE降至9.45mmHg，平均动脉压的MAE降至8.13mmHg。

Mousavi[229]等使用MIMIC II数据集（包含单导联Ⅱ导联的重症监护数据），利用频域分析从ECG中提取特征。然后使用决策树、神经网络、相关向量回归和随机森林回归估计血压值。随机森林算法的MAE最低，收缩压MAE 12.75mmHg、舒张压MAE为

6.04mmHg 以及平均动脉压 MAE 为 7.01mmHg。上述研究均使用传统的机器学习相关算法,进行学习,且数据没有经过真实外部数据验证。近期深圳先进技术研究院的 Miao[230] 等利用 MIMIC Ⅲ 数据库(包含 1711 名患者的单导联 Ⅱ 导联的重症监护数据),使用包含残差网络及长短时记忆网络的融合模型构建血压估计算法,同时在中国阜外医院的 30 名患者构成的外部数据中对算法进行验证,结果显示收缩压、平均动脉压和舒张压预测值与实际测量值的估计误差分别为 -0.22±5.82mmHg、-0.57±4.39mmHg 和 -0.75±5.62mmHg。

　　AI-ECG 预测血压值的另一种思路是和其他生理信号及临床特征资料连用以增加测量结果的可靠性和准确度。最常和心电信号连用的是 PPG,脉搏波到达时间(PAT)指 ECG 的 R 波峰值与 PPG 的收缩期峰值之间的时间间隔,当 PAT 较长时,提示患者血压较低。Yang[231] 等对 45 名受试者采集心电信号和 PPG 信号,同时将其临床基本特征(年龄、身高、体重和性别)与采集到的上述信号一起输入到由 CNN 和长短期记忆(LSTM)算法组成的融合算法中,研究结果显示该模型所预测的舒张压和收缩压的平均绝对误差分别为 3.23±4.75mmHg 和 4.43±6.09mmHg。

　　Baker[232] 等利用 MIMIC Ⅲ 数据库的心电信号和 PPG 信号资料,改进了 CNN 与 LSTM 的融合算法,结果显示收缩压、舒张压及平均动脉压的 MAE 分别为 4.41mmHg、2.91 mmHg 及 2.77mmHg。如果说上述研究尚处于实验室阶段,那么 Sagirova[233] 等人利用开发好的结合了心电信号和 PPG 信号的算法集成到智能手机壳中,招募 500 名受试者,实地检验 AI 算法在真实人群中对血压的测量准确度,结果显示收缩压误差范围为 3.63±0.32mmHg,舒张压的误差范围为 2.95±0.61mmHg。

　　AI-ECG 在血压预测方面从单纯的分类算法,这一仅有科研价值而难以推广的分类时代,飞速发展到媲美血压计测量结果的预测数值,提示我们 AI-ECG 的无穷潜力,值得注意的是已经有少量研究[233] 把相关算法推进到实际的临床应用中,大规模的前瞻性非劣效性临床试验比较相关算法和血压计之间的关系值得期待。

　　(二)AI-ECG 与血糖监测

　　血糖监测同血压检测不同的地方在于:血压检测是非侵入式的,在家中即可方便地完成,而现有的血糖监测手段均为侵入式操作,从而影响患者依从性。以往对健康受试者输注胰岛素以观察是否出现低血糖的心电学分析[234] 显示相较于无低血糖组,低血糖组的 PR 间期缩短、QTc 间期延长、R 波振幅和面积略增,T 波振幅和面积显著降低,类似的在 1 型糖尿病患者发生低血糖的监测研究[235] 中也发现低血糖期间 QTc 间期延长,提示血糖变化会造成相应的ECG改变,这为后续的AI-ECG进行血糖监测提供了一定了理论基础。

目前AI-ECG与血糖监测的研究主要集中在早期识别患者是否出现低血糖事件或对是否为糖尿病进行分类,因为目前血糖监测设备是侵入式的,夜间1型糖尿病患者往往可能发生低血糖事件而不易被识别,故而找到一种简便且精准的识别方法现得尤为重要。

Ling[236]等人利用16名1型糖尿病儿童(平均年龄14.6±1.5岁)的10小时夜间低血糖研究的心电数据进行分析,研究者利用连续性血糖监测装置对每名患者进行夜间监测,以了解夜间低血糖的自然发生情况,其中低血糖被定义为血糖水平小于3.33mmol/L,严重低血糖被定义为血糖水平小于2.80mmol/L,研究者利用患者心率和QTc间期构建基于混合粒子群优化的模糊推理模型,结果显示检测严重低血糖算法的灵敏度达到85.71%且特异度为79.84%,但低血糖发作的灵敏度性为80.00%同时特异性仅为55.14%。该研究团队[237]借助AI方法继续改进对1性糖尿病儿童夜间是否发生低血糖的监测方法,该团队利用15名1型糖尿病儿童的10小时夜间低血糖研究的心电数据进行分析,夜间低血糖指血糖小于3.33mmol/L,这次研究者同样患者心率和QTc间期信息,将上述信息分别输入到深度信念网络(DBN)、基于块的神经网络(BBNN)、小波神经网络(WNN)、前馈神经网络(FFNN)等不同神经网络模型及传统多元回归(MR)模型中分别比较不同模型对夜间低血糖的识别效力,结果显示DBN的识别效果最好,灵敏度达到了92.8%,但特异度为50%仍较低。

深度学习的发展为提高低血糖的识别效果提供了可能,Porumb[238]等人在一项小规模仅包括八名健康受试者的研究中追踪其14晚睡眠过程中是否发生低血糖事件,同时收集其14天内的24小时动态心电信号,低血糖被定义为血糖水平小于4.0mmol/L,研究人员将上述收集心电信号分别送入CNN及CNN与循环神经网络(RNN)联合算法中以比较最优识别算法,结果显示CNN与RNN联合算法结果最为稳健,联合算法的灵敏度为84.7%,特异度为84.5%。

AI-ECG对血糖的监测不仅局限在夜间的低血糖早期识别,近来也有相关研究[239-240]聚焦AI-ECG对糖尿病前期[24](出现空腹血糖受损伴或不伴有糖耐量受损,但未达到糖尿病诊断标准)的识别,甚至效仿"心电图年龄"的概念使用AI-ECG预测糖化血红蛋白水平[240],提出"心电图糖化血红蛋白"以监测糖尿病控制情况。

Wang[239]等人使用2914名受试者的标准12导联5秒ECG数据进行分析,其中

2251 名受试者数据作为训练集,663 名受试者数据作为测试集,空腹血糖受损被定义为空腹血糖浓度在 6.1 到 6.9mmol/L 之间,但在口服葡萄糖耐量试验后 2 小时血糖值小于 7.8mmol/L,糖耐量受损被定义为空腹血糖水平小于 7.0mmol/L,但口服葡萄糖耐量试验后 2 小时血糖在 7.8 到 11.1mmol/L 之间,研究人员开发出一套名为 IGRNet 的二维 CNN 算法,该算法包括四个卷积层、两个池化层、一个全连接层和一个输出层(输入层—卷积层—卷积层—池化层—卷积层—卷积层—池化层—全连接层—输出层),因输入的 ECG 数据均为原始图像,研究人员采用微剪裁的方式略微剪裁 ECG 照片而不调整其方向,以达到数据增强平衡样本的目的,数据增强后输入算法中,同时将数据增强后 ECG 输入主流的深度 CNN 模型(AlexNet 和 GoogLeNet),并使用方向梯度直方图(HOG)来提取 ECG 图像特征输入到传统机器学习模型 SVM、随机森林和 K 近邻中进行算法间性能比较。结果显示 IGRNet 的诊断准确率与 AUC 最高,准确率为 0.781,AUC 为 0.777。

Lin[240] 等利用 104823 份可追溯相应糖化血红蛋白及空腹血糖的 ECG 作为训练集以训练算法计算相应"心电图糖化血红蛋白",1539 名患者提供的 2190 张 ECG 作为测试集以评估计算出的"心电图糖化血红蛋白"与真实糖化血红蛋白的差异,另外 3293 名患者的 ECG 被用于分析"心电图糖化血红蛋白"对糖尿病预后及并发症的影响。研究者使用包含残差模块的深度学习模型来进行训练与测试,"心电图糖化血红蛋白"的 MAE 为 1.230。预测队列结果显示在中位随访 4.5 年期间,较高"心电图糖化血红蛋白"("心电图糖化血红蛋白">6.5%)会导致死亡(HR:1.53,95% CI:1.08～2.17)、新发慢性肾脏病(HR:1.56,95% CI:1.30～1.87)和新发心力衰竭(HR:1.51,95% CI:1.13～2.01)风险增加,提示"心电图糖化血红蛋白"可能作为糖尿病预后及其并发症的新型生物标志物。

AI-ECG 对血糖的监测尚处于起步阶段,但现有研究不论是对夜间低血糖及糖尿病前期的无创识别,还是使用 ECG 预测糖化血红蛋白水平都令人振奋,无创的血糖识别装置方兴未艾,目前尚无商业化的医用级无创血糖识别装置投入市场,期待 AI-ECG 在血糖监测方面发挥更多开创性作用。

三、AI-ECG 与神经及精神系统疾病的辅助诊断

HRV 受到交感神经与副交感神经系统的调节,而情绪变化会影响机体交感与副交感神经系统,从而间接影响 HRV[241],那么能否从 ECG 上利用相关变化捕捉人们神

经及精神世界的变化呢？有部分研究聚焦于此，同时利用AI-ECG手段为探索相关前沿领域提供了可能。下面将从AI-ECG对神经系统及精神系统疾病识别的角度，讨论AI-ECG破译普罗大众内心世界的可行性。

（一）AI-ECG与神经系统疾病辅助诊断

AI-ECG对神经系统疾病的辅助识别主要集中在癫痫及帕金森领域，此类疾病发作严重影响患者生活质量，因此早期识别诊断显得尤为重要。以癫痫为例，传统的脑电图监测方法需要专业的场地与人员不利于自动化检测，而现有的便携式心电监测装置可以在不影响患者休息的前提下实现长时程的监测。

Cooman[242]等人通过对17名难治性颞叶癫痫患者进行总计918个小时的单导联（Ⅱ导联）监测，共计录得127次癫痫大发作，然后提取ECG中的心率特征信息，将其输入到SVM算法中，结果显示算法对颞叶癫痫大发作的识别准确度为81.89%。Yamak-awa[243]在7名难治性癫痫患者里小规模的探索性验证其开发的心电监测装置对癫痫发作的预测效果，该心电监测装置由收集患者心电数据的穿戴式遥测仪和接收心电数据的智能手机组成，收集到的心电信号进行特征提取后得到相关时域与频域特征，再输入到多元统计过程控制（MSPC）算法中以检测该算法对癫痫发作的预测效果，结果显示在癫痫发作前十五分钟内相关算法的灵敏度为85.7%，误报率为0.62次/小时。

Akbilgic[244]等人使用檀香山-亚裔老龄化研究（HAAS）中60名参与者的标准12导联10秒心电数据，其中十人在ECG记录前被诊断为帕金森患者、25人在ECG记录时没有帕金森疾病证据但在随访的五年过程中被确诊帕金森以及另外25人在整个随访期间均未罹患帕金森，研究者在这些ECG中首先识别R峰以供后续计算心率特性，并使用包括快速傅立叶变换（FFT）、信号复杂度、具有不同参数设置的近似熵方法，以及概率符号模式识别（PSPR）等多种方法提取了794种心电特征，输入逐步逻辑回归模型中以构建帕金森识别算法，结果显示最终回归模型五倍交叉验证后的平均AUC为0.835（95% CI：0.831 ~ 0.839）。

AI-ECG在神经系统领域的研究样本量相对较少，尚处于起步阶段，由于较小的样本量，研究者多采用特征提取结合传统机器学习算法手段，且基本没有进行外部验证。深度学习则往往需要大规模数据作为支撑，期待该领域与深度学习相结合的所结出的硕果。

（二）AI-ECG与精神疾病的辅助诊断

转向精神系统领域，研究者的兴趣点更为广泛，研究内容涉猎双相情感障碍、创伤后应激障碍及自闭症等。

　　Gentili[245]等人研究了八名双相情感障碍患者的心电数据,研究目的是确定 AI-ECG 方法能否区分双相情感障碍患者的情绪状态,研究者使用名为心理健康护理的个性化监测系统(PSYCHE)的可穿戴系统对双相情感障碍患者进行生理监测。PSYCHE 平台包含:可穿戴传感器的 T 恤及嵌入织物的电极——可用于获取 ECG、呼吸信号和身体活动信息,以及智能手机——通过蓝牙技术从可穿戴系统收集数据,可用于记录语音参数和主观数据(如该研究中涉及的情绪状态)。具体情绪状态的判定是根据青年躁狂评定量表(YMRS)和抑郁症状快速清单(QIDS-C)评分进行:YMRS 大于 6 分表示轻躁狂状态;QIDS-C 高于 8 分表示抑郁状态;若两个量表都超过上述临界值,则考虑双相状态。研究者共收集了 39 份总时长超过 300 个小时的 ECG 记录数据,其中包括 11 个轻躁狂状态、13 个抑郁状态、2 个双向状态和 13 个正常状态。将上述心电数据经过特征提取后得到相应时域、频域及非线性域特征后输入 SVM 算法构建情绪识别算法,结果显示当 SVM 中应用患者前后测量情绪状态时,分类准确度最高为99.25%。

　　Reinertsen[246]等人利用埃默里双胞胎研究[247]中 60 名参与者的心电信息,以研究 AI 算法能否正确区分创伤后应激障碍。60 名参与者中的 24 人在过去一个月内经历过典型的创伤后应激障碍症状,另外 26 名为健康对照,所有研究参与者都使用 Holter 记录了 24 小时的动态 ECG。由于较少的样本量,研究者同样采用特征提取方法来输入机器学习算法中。研究者共计提取二十个特征用于训练基于 L1/L2 正则化的逻辑回归算法中,结果显示相关算法的 AUC 为 0.87。

　　Frasch[248]等人通过 69 名 8 至 12 岁之间的儿童参与者的 5 分钟 ECG 数据,来判断相关机器学习算法对自闭症的区分效果,研究中 18 名为自闭症患儿,18 名儿童被认为是具有品行问题的儿童,15 名儿童患有抑郁症,另外 18 名为符合典型发展路径的儿童。研究人员同样采用特征提取方法提取相关心率特征后按训练组与测试组 8∶2 的比例输入到极端梯度提升(XGBoost)算法中,结果显示 XGBoost 算法的 AUC 达到0.89。

　　从上述研究中,我们可以看出 AI-ECG 在神经及精神系统疾病早期诊断中,各个研究团队均做出了积极探索,但受限于缺乏高质量的大规模数据库,目前研究往往使用特征提取方法输入到机器学习算法中。深度学习在该领域的应用存在发展空间,同时我们也期待 AI-ECG 在卒中诊疗及抑郁症等更常见疾病中做出相应贡献。

四、AI-ECG与呼吸系统疾病的辅助诊断

AI-ECG应用于呼吸系统疾病主要集中在阻塞性睡眠呼吸暂停综合征的诊断上，多导睡眠图被认为是阻塞性睡眠呼吸暂停综合征诊断的金标准，然而其操作需要整晚的时间佩戴相应装置，尽管已经出现了一些便携式多导睡眠监测装置，但在这些装置一定程度上仍影响患者睡眠质量，如何简单便捷地诊断阻塞性睡眠呼吸暂停综合征成为研究的热点。

ECG和阻塞性睡眠呼吸暂停综合征之间的关系很早就被人们所发现，睡眠呼吸暂停期间HRV显著变化，早在上个世纪末就已经有将ECG应用于阻塞性睡眠呼吸暂停综合征的诊断之中的尝试[249]，进入21世纪以来，利用包含睡眠呼吸暂停相关心电信号的公开数据库——PhysioNet Apnea-ECG数据库，该数据库包含70条100Hz的单导联心电信号，每条信号记录时间约7到10小时睡眠过程中的阻塞性睡眠呼吸暂停综合征患者与健康对照的心电和血氧饱和度信息，其中15条记录来自健康受试者，另外55条记录来自有明确睡眠呼吸暂停事件的患者。数据库提供者更是贴心的在数据库中预先设计好1:1的训练数据集和测试数据集，以供相关研究人员方便快捷的进行内部验证，研究人员们利用特征提取结合传统机器学习算法发表的相关监测算法文献已经汗牛充栋[250]。近年来随着深度学习的不断发展，利用心电信号对睡眠呼吸暂停的监测精准度达到全新高度，碍于篇幅所限，本节主要介绍ECG深度学习技术在睡眠呼吸暂停中的应用情况。

陆军工程大学Wang[251]等人使用上文提到的PhysioNet Apnea-ECG数据库，提出了一种基于CNN的睡眠呼吸暂停检测框架。研究者首先从数据库所记录的心电信号中提取RR间隔，然后将提取到的RR间隔输入进CNN模型中，所设计的CNN模型有三个卷积层，前两个卷积层之后是批标准化层和最大池层，第三个卷积层之后是三个完全连接层，最后一个完全连接的层与归一化指数分类器连接以进行最终决策来判断心电信号是否来源于阻塞性睡眠呼吸暂停综合征患者。研究结果显示，在数据库自带的内部验证数据中模型最终的灵敏度、特异度和总体准确度分别达到了100%、93%和97.8%。值得我们注意的是，和许多传统机器学习类似由于外部验证数据的相对缺乏，当相关算法推广到真实世界中时灵敏度是否还能保持100%的完美成绩需要进一步验证。

Mashrur[252]等人的研究为我们了解在PhysioNet Apnea-ECG数据库中获得的算法推广到其他数据中是否同样具有超高灵敏度提供了可能，研究人员同样利用Physio-

Net Apnea-ECG 数据库,使用连续小波变换(CWT)及经验模态分解(EMD)将 ECG 信号转换为混合尺度图,然后将获得的混合尺度图输入拥有 3 个二维卷积层、3 个最大池化层和 1 个全连接层的轻量型 CNN 模型中对这些尺度图进行建模以提取用于睡眠呼吸暂停检测的深层特征,用来判断相关心电信号是否来自睡眠呼吸暂停事件,结果显示相关算法在 PhysioNet Apnea-ECG 数据集上的准确度为 94.30%,灵敏度为 94.30%,特异性为 94.51%,同时应用相关算法在包含 25 名受试者的圣文森特大学医院/都柏林大学睡眠呼吸暂停数据库(UCDDB)中的外部验证显示相关 CNN 算法的准确度、灵敏度和特异度分别为 78.96%、68.19% 和 83.33%。可以看到在外部数据中,相关算法的准确度下滑明显,这就提示我们需要对算法在应用前和应用过程中进行审慎的评估,以适应不同应用场景的具体需求。

Mukherjee[253] 等人的工作则展示了不同算法间集成的可能性,为现实世界中如何进行相关算法的调节给出了初步答案。研究人员对 PhysioNet Apnea-ECG 数据库中的心电信号每隔 1 分钟进行分割在训练数据集和测试数据集中分别获得 15961 和 15938 个样本,其中训练集有 9832 个睡眠呼吸暂停样本和 6129 个正常样本,测试集有 9838 个睡眠呼吸暂停样本和 6100 个正常样本。对上述数据进一步提取 RR 间期相关特征后,应用三种不同深度学习模型进行算法集成研究,其中两个是基于 CNN 的模型,以及一个 CNN 和 LSTM 的融合模型的组合。研究人员将上述三种深度学习模型输入到多数投票、求和规则和基于 Choquet 积分的模糊融合,以及使用多层感知器(MLP)的可训练集成这四种集成方法中,结果显示在内部验证数据中基于 MLP 的集成方法准确度最高,为 85.58%。虽然总体准确度同样没有经过外部数据验证,但集成方法的准确度要高于未集成前三种深度学习模型,这为在外部数据中提高算法准确度提供了一种可行方案。

AI-ECG 在呼吸系统疾病——特别是睡眠呼吸暂停综合征中的应用充分体现了数据的优势,借助公开的 PhysioNet Apnea-ECG 数据库,研究人员可以充分测试不同技术手段的优劣性,同时也希望更多研究聚焦于外部数据验证,因为现有研究提示在内部测试数据集中算法所达到的高准确度在外部数据中可能并不理想,医务人员和算法工程师的密切沟通可能产生意想不到的灵感思路。

五、AI-ECG 与用药安全性监测

现有药物安全性监测主要由药品上市后的不良反应报告制度,以及住院期间血

药浓度监测组成,不良反应报告制度存在相应滞后性,而血药浓度监测则需要药学团队密切配合。心脏内科医生经常使用的药物在小概率情况下对心脏本身可能产生不良影响,如抗心律失常药物本身有致心律失常作用,某些强心类药物(地高辛)等起效的血药浓度与中毒剂量十分接近,如何早期监测相关药物对心脏的影响成为心脏病专家与药学专业人员共同关心的话题。

AI-ECG 的出现,为上述问题的解决提功了新的视角,几项聚焦于药物对 QT 间期影响的小规模探索性 AI-ECG[254-256]研究,使仅通过 ECG 监测预防药物性尖端扭转性室速成为可能。

多非利特是一种Ⅲ类抗心律失常药物,通过阻滞钾离子通道产生抗心律失常效果,可用于多种心律失常的控制,但在抗心律失常的同时,过高的血药浓度可能造成 QT 间期延长,从而有诱发尖端扭转性室速的可能,下面两项小规模研究利用 AI 方法为通过心电信号无创检测多非利特的血药浓度提供了参考。Attia[254]等人从以往公开的两项研究数据[257-258]获取了 42 名应用多非利特的受试者(平均年龄 26.6±5.1 岁)标准 12 导联 10 秒 ECG 及相关多非利特的血药浓度,其中一项研究旨在比较多非利特、奎尼丁、雷诺嗪和维拉帕米对健康受试者的 ECG 影响,包含 22 名接受了多非利特的健康受试者相关信息[257],另一项研究旨在揭示美西律、利多卡因以及地尔硫卓对接受了多非利特或莫西沙星治疗患者的 QT 间期影响[258],包含了 20 名接受了多非利特治疗患者相关信息,研究者人员将上述 42 名受试者分为 30 名受试者组成的训练集以及 12 名患者组成的测试集,研究人员开发一套带有七个卷积层和两个全连接层的无监督 CNN 模型以预测多非利特血药浓度,同时和以 Bazett 法计算得到的 QTc 间期生成的传统线性回归模型做比较,结果显示无监督 CNN 模型预测(相关性系数 r=0.85)效果明显优于传统 QTc 模型(r=0.64)。Morettini[255]等人使用上述提到的包含 22 名受试者的研究,即比较多非利特、奎尼丁、雷诺嗪和维拉帕米对健康受试者的 ECG 影响研究[257],利用特征提取方法获取 ECG 上 T 波相关特征,将其输入到人工神经网络模型(ANN)中以预测是否发生 QT 间期延长,结果显示相关算法在 QT 间期延长上的预测价值较高,AUC 达到了 0.91。

人们对于 QT 间期的关注不止局限在多非利特上,Maille[256]等人利用已开发好的预测 QTc 间期 AI 算法,在 85 名受试者中评价了智能手表所记录的单导联心电信号和标准 12 导联 ECG 对于 QTc 间期的测量的一致性,上述受试者接受羟氯喹联合阿奇霉素方案以治疗新冠肺炎,上述疗法可能会导致 QTc 间期延长从而存在潜在的诱发尖端扭转性室速的风险,研究人员在入组时、研究第6天和第10天记录标准12导联ECG,以此为依据判断智能手表对QTc间期的预测价值,虽然上述方案已经被证实对新冠肺炎的治疗并无益处[259],但该研究显示出智能手表所预测的QTc间期和标准12导联ECG所计算得到的结果具有良好的一致性,在98.2%的患者中两种测量值之间的差异小于50毫秒。

另有研究者[260]探索性地将AI-ECG应用于地高辛毒性检测,由于地高辛的起效血药浓度和中毒剂量较为接近,使用AI-ECG识别早期地高辛中毒可以避免侵入式的血药浓度监测对患者带来的心理与经济负担。Chang[260]等收集34例地高辛中毒的61张ECG与其余177066张其他ECG纳入人工学习算法,地高辛中毒被定义为血药浓度大于等于2ng/mL,训练集与测试集的比例为8∶2,研究人员开发了名为ECG12Net的包含82层CNN,结果显示相关算法在测试集中AUC达到0.912,人机对比中AUC达到0.929。

AI-ECG在用药安全性方面的应用尚处于探索阶段,现有研究聚焦对心脏本身产生明显影响的抗心律失常药物及强心类药物的安全性监测,我们同时有理由期待AI-ECG对抗肿瘤药物的心脏毒性方面发挥更积极的作用,甚至拓展到更多类药物的安全性监测领域。

六、前景与展望

AI-ECG大大拓宽了ECG的应用范围,以前很多被认为天马行空的设想正逐渐转化为具有实际应用价值和临床转化空间的研究。但空穴来风未必无因,AI-ECG的应用也不是万能的,很多应用如性别年龄、血压测量、睡眠呼吸暂停综合征判断的背后都有一定的心电学基础,而AI通过对海量数据的分析优势,可以发现以往人眼所不能发现的联系,从而达到看似不可思议实则有一定理论基础的研究。未来期待AI算法的进一步研究,为打开看不见的"黑盒"做出更多努力,达到临床医师知道并信任的效果。

(王　鹏　陈康寅)

参考文献

[1]Al'Aref SJ, Anchouche K, Singh G, et al. Clinical applications of machine learning in cardiovascular disease and its relevance to cardiac imaging[J]. Eur Heart J, 2019, 40(24): 1975-1986.

［2］Antoniades C, Asselbergs FW, Vardas P. The year in cardiovascular medicine 2020: digital health and innovation［J］. Eur Heart J, 2021, 42(7): 732-739.

［3］Siontis KC, Noseworthy PA, Attia ZI, et al. Artificial intelligence-enhanced electrocardiography in cardiovascular disease management［J］. Nat Rev Cardiol, 2021, 18(7): 465-478.

［4］Quer G, Muse ED, Topol EJ, et al. Long data from the electrocardiogram［J］. The Lancet, 2019, 393:10187.

［5］Krittanawong C, Kaplin S. Artificial Intelligence in Global Health［J］. Eur Heart J, 2021, 42(24): 2321-2322.

［6］Bax JJ, van der Bijl P, Delgado V. Machine Learning for Electrocardiographic Diagnosis of Left Ventricular Early Diastolic Dysfunction［J］. J Am Coll Cardiol, 2018, 71(15): 1661-1662.

［7］Sengupta PP, Kulkarni H, Narula J. Prediction of Abnormal Myocardial Relaxation From Signal Processed Surface ECG［J］. J Am Coll Cardiol, 2018, 71(15): 1650-1660.

［8］Attia ZI, Kapa S, Lopez-Jimenez F, et al. Screening for cardiac contractile dysfunction using an artificial intelligence-enabled electrocardiogram［J］. Nat Med, 2019, 25(1): 70-74.

［9］Kagiyama N, Piccirilli M, Yanamala N, et al. Machine Learning Assessment of Left Ventricular Diastolic Function Based on Electrocardiographic Features［J］. J Am Coll Cardiol, 2020, 76 (8): 930-941.

［10］Attia ZI, Noseworthy PA, Lopez-Jimenez F, et al. An artificial intelligence-enabled ECG algorithm for the identification of patients with atrial fibrillation during sinus rhythm: a retrospective analysis of outcome prediction［J］. The Lancet, 2019, 394(10201): 861-867.

［11］Hendriks JML, Fabritz L. AI can now identify atrial fibrillation through sinus rhythm［J］. The Lancet, 2019, 394(10201): 812-813.

［12］Wolters FJ. An AI-ECG algorithm for atrial fibrillation risk: steps towards clinical implementation［J］. The Lancet, 2020, 396(10246): 235-236.

［13］Hannun AY, Rajpurkar P, Haghpanahi M, et al. Cardiologist-level arrhythmia detection and classification in ambulatory electrocardiograms using a deep neural network［J］. Nat Med, 2019, 25(1): 65-69.

［14］Ribeiro AH, Ribeiro MH, Paixao GMM, et al. Automatic diagnosis of the 12-lead ECG using a deep neural network［J］. Nat Commun, 2020, 11(1): 1760.

［15］Al-Zaiti S, Besomi L, Bouzid Z, et al. Machine learning-based prediction of acute coronary syndrome using only the prehospital 12-lead electrocardiogram［J］. Nat Commun, 2020, 11 (1): 3966.

［16］Ko WY, Siontis KC, Attia ZI, et al. Detection of Hypertrophic Cardiomyopathy Using a Convolutional Neural Network-Enabled Electrocardiogram［J］. J Am Coll Cardiol, 2020, 75（7）: 722-733.

［17］Tison GH, Zhang J, Delling FN, et al. Automated and Interpretable Patient ECG Profiles for Disease Detection, Tracking, and Discovery［J］. Circ Cardiovasc Qual Outcomes, 2019, 12（9）: e005289.

［18］Goto S, Mahara K, Beussink-Nelson L, et al. Artificial intelligence-enabled fully automated detection of cardiac amyloidosis using electrocardiograms and echocardiograms［J］. Nat Commun, 2021, 12（1）: 2726.

［19］Galloway CD, Valys AV, Shreibati JB, et al. Development and Validation of a Deep-Learning Model to Screen for Hyperkalemia From the Electrocardiogram［J］. JAMA Cardiol, 2019, 4（5）: 428-436.

［20］Cohen-Shelly M, Attia ZI, Friedman PA, et al. Electrocardiogram screening for aortic valve stenosis using artificial intelligence［J］. Eur Heart J, 2021, 42（30）: 2885-2896.

［21］Donal E, Hubert A, Le Rolle V, et al. New Multiparametric Analysis of Cardiac Dyssynchrony: Machine Learning and Prediction of Response to CRT［J］. JACC Cardiovasc Imaging, 2019, 12（9）: 1887-1888.

［22］Feeny AK, Rickard J, Trulock KM, et al. Machine Learning of 12-Lead QRS Waveforms to Identify Cardiac Resynchronization Therapy Patients With Differential Outcomes［J］. Circ Arrhythm Electrophysiol, 2020, 13（7）: e008210.

［23］Zhao Y, Xiong J, Hou Y, et al. Early detection of ST-segment elevated myocardial infarction by artificial intelligence with 12-lead electrocardiogram［J］. Int J Cardiol, 2020, 317: 223-230.

［24］Makimoto H, Hockmann M, Lin T, et al. Performance of a convolutional neural network derived from an ECG database in recognizing myocardial infarction［J］. Sci Rep, 2020, 10（1）: 8445.

［25］Cho Y, Kwon JM, Kim KH, et al. Artificial intelligence algorithm for detecting myocardial infarction using six-lead electrocardiography［J］. Sci Rep, 2020, 10（1）: 20495.

［26］Giudicessi JR, Schram M, Bos JM, et al. Artificial Intelligence-Enabled Assessment of the Heart Rate Corrected QT Interval Using a Mobile Electrocardiogram Device［J］. Circulation, 2021, 143（13）: 1274-1286.

［27］Somani S, Russak AJ, Richter F, et al. Deep learning and the electrocardiogram: review of the current state-of-the-art［J］. Europace, 2021, 23（8）: 1179-1191.

［28］Corral-Acero J, Margara F, Marciniak M, et al. The 'Digital Twin' to enable the vision of precision cardiology［J］. Eur Heart J, 2020, 41(48): 4556-4564.

［29］Yao X, McCoy RG, Friedman PA, et al. ECG AI-Guided Screening for Low Ejection Fraction (EAGLE): Rationale and design of a pragmatic cluster randomized trial［J］. Am Heart J, 2020, 219: 31-36.

［30］Yao X, Rushlow DR, Inselman JW, et al. Artificial intelligence-enabled electrocardiograms for identification of patients with low ejection fraction: a pragmatic, randomized clinical trial ［J］. Nat Med, 2021, 27(5): 815-819.

［31］中国心血管健康与疾病报告2020概要［J］.中国循环杂志,2021,36(6):521-545.

［32］Davari Dolatabadi A, Khadem SEZ, Asl BM. Automated diagnosis of coronary artery disease (CAD) patients using optimized SVM［J］. Comput Methods Programs Biomed, 2017, 138: 117-126.

［33］Patidar S, Pachori RB, Acharya UR. Automated diagnosis of coronary artery disease using tunable-Q wavelet transform applied on heart rate signals［J］. Knowledge-Based Systems, 2015, 82:1-10.

［34］Butun E, Yildirim O, Talo M, et al. 1D-CADCapsNet: One dimensional deep capsule networks for coronary artery disease detection using ECG signals［J］. Phys Med, 2020, 70: 39-48.

［35］Jahmunah V, Ng EYK, San TR, et al. Automated detection of coronary artery disease, myocardial infarction and congestive heart failure using GaborCNN model with ECG signals［J］. Comput Biol Med, 2021, 134: 104457.

［36］Lih OS, Jahmunah V, San TR, et al. Comprehensive electrocardiographic diagnosis based on deep learning［J］. Artif Intell Med, 2020, 103: 101789.

［37］Liu W, Zhang M, Zhang Y, et al. Real-Time Multilead Convolutional Neural Network for Myocardial Infarction Detection［J］. IEEE J Biomed Health Inform, 2018, 22(5): 1434-1444.

［38］Al-Zaiti S, Besomi L, Bouzid Z, et al. Machine learning-based prediction of acute coronary syndrome using only the pre-hospital 12-lead electrocardiogram［J］. Nat Commun, 2020, 11 (1): 3966.

［39］Makimoto H, Hockmann M, Lin T, et al. Performance of a convolutional neural network derived from an ECG database in recognizing myocardial infarction［J］. Sci Rep, 2020, 10(1): 8445.

［40］Zhao Y, Xiong J, Hou Y, et al. Early detection of ST-segment elevated myocardial infarction by artificial intelligence with 12-lead electrocardiogram［J］. Int J Cardiol, 2020, 317: 223-230.

［41］Liu WC, Lin CS, Tsai CS, et al. A Deep-Learning Algorithm for Detecting Acute Myocardial Infarction［J］. EuroIntervention, 2021, 17(9): 765-773.

［42］Chen X, Guo W, Zhao L, et al. Acute Myocardial Infarction Detection Using Deep Learning-Enabled Electrocardiograms［J］. Front Cardiovasc Med, 2021, 8: 654515.

［43］Wang HM, Zhao W, Jia DY, et al. Myocardial Infarction Detection Based on Multi-lead Ensemble Neural Network［J］. Annu Int Conf IEEE Eng Med Biol Soc, 2019, 2019: 2614-2617.

［44］Zeng W, Yuan J, Yuan C, et al. Classification of myocardial infarction based on hybrid feature extraction and artificial intelligence tools by adopting tunable-Q wavelet transform (TQWT), variational mode decomposition (VMD) and neural networks［J］. Artif Intell Med, 2020, 106: 101848.

［45］Cho Y, Kwon JM, Kim KH, et al. Artificial intelligence algorithm for detecting myocardial infarction using six-lead electrocardiography［J］. Sci Rep, 2020, 10(1): 20495.

［46］Fu L, Lu B, Nie B, et al. Hybrid Network with Attention Mechanism for Detection and Location of Myocardial Infarction Based on 12-Lead Electrocardiogram Signals［J］. Sensors (Basel), 2020, 20(4):1020.

［47］Sharma M, Tan RS, Acharya UR. A novel automated diagnostic system for classification of myocardial infarction ECG signals using an optimal biorthogonal filter bank［J］. Comput Biol Med, 2018, 102: 341-356.

［48］Hussein AF, Hashim SJ, Rokhani FZ, et al. An Automated High-Accuracy Detection Scheme for Myocardial Ischemia Based on Multi-Lead Long-Interval ECG and Choi-Williams Time-Frequency Analysis Incorporating a Multi-Class SVM Classifier［J］. Sensors (Basel), 2021, 21(7):2311.

［49］Fernandez Biscay C, Arini PD, Rincon Soler AI, et al. Classification of ischemic and non-ischemic cardiac events in Holter recordings based on the continuous wavelet transform［J］. Med Biol Eng Comput, 2020, 58(5): 1069-1078.

［50］Gumpfer N, Grun D, Hannig J, et al. Detecting myocardial scar using electrocardiogram data and deep neural networks［J］. Biol Chem, 2021, 402(8): 911-923.

［51］Ponikowski P, Voors AA, Anker SD, et al. 2016 ESC Guidelines for the diagnosis and treatment of acute and chronic heart failure: The Task Force for the diagnosis and treatment of acute and chronic heart failure of the European Society of Cardiology (ESC). Developed with the special contribution of the Heart Failure Association (HFA) of the ESC［J］. Eur J Heart Fail, 2016,18(8):891-975.

[52]中国医师协会心力衰竭专业委员会中,中华心血管病杂志编辑委员会. 中国心力衰竭诊断和治疗指南 2018[J]. 中华心血管病杂志,2018,46(10):760-789.

[53]Ponikowski P, Anker SD, AlHabib KF, et al. Heart failure: preventing disease and death worldwide[J]. ESC Heart Fail, 2014,1(1):4-25.

[54]Lund LH, Savarese G. Global Public Health Burden of Heart Failure[J]. Cardiac Failure Review, 2017,3(1):7-11.

[55]Melillo P, Fusco R, Sansone M, et al. Discrimination power of long-term heart rate variability measures for chronic heart failure detection[J]. Med Biol Eng Comput, 2011, 49(1):67-74.

[56]Pecchia L, Melillo P, Sansone M, et al. Discrimination power of short-term heart rate variability measures for CHF assessment[J]. IEEE Trans Inf Technol Biomed, 2011,15(1):40-46.

[57]Zhang Y, Yang Q, Pang W, et al. Congestive Heart Failure Detection Via Short-Time Electrocardiographic Monitoring For Fast Reference Advice In Urgent Medical Conditions[J]. Annu Int Conf IEEE Eng Med Biol Soc,2018:2256-2259.

[58]Liu G, Wang L, Wang Q, et al. A new approach to detect congestive heart failure using short-term heart rate variability measures[J]. PLoS One, 2014,9(4):e93399.

[59]Wang L, Zhou X. Detection of Congestive Heart Failure Based on LSTM-Based Deep Network via Short-Term RR Intervals[J]. Sensors (Basel), 2019,19(7):1502.

[60]Masetic Z, Subasi A. Congestive heart failure detection using random forest classifier[J]. Comput Methods Programs Biomed, 2016,130:54-64.

[61]Acharya UR, Fujita H, Oh SL, et al. Deep convolutional neural network for the automated diagnosis of congestive heart failure using ECG signals[J]. Applied Intelligence, 2018,49(1): 16-27.

[62]Cho J, Lee B, Kwon JM, et al. Artificial Intelligence Algorithm for Screening Heart Failure with Reduced Ejection Fraction Using Electrocardiography[J]. ASAIO J, 2021,67(3):314-321.

[63]Chiou YA, Hung CL, Lin SF. AI-Assisted Echocardiographic Prescreening of Heart Failure With Preserved Ejection Fraction on the Basis of Intrabeat Dynamics[J]. JACC Cardiovasc Imaging, 2021, 14(11):2091-2104.

[64]Kwon JM, Kim KH, Jeon KH, et al. Development and Validation of Deep-Learning Algorithm for Electrocardiography-Based Heart Failure Identification[J]. Korean Circ J, 2019,49(7): 629-639.

[65]Cinar A, Tuncer SA. Classification of normal sinus rhythm, abnormal arrhythmia and congestive heart failure ECG signals using LSTM and hybrid CNN-SVM deep neural networks[J].

Comput Methods Biomech Biomed Engin, 2021,24(2):203−214.

[66]U.S Food & Drug Administration. FACT SHEET FOR PATIENTS　Emergency Use of the ELEFT During the COVID−19 Pandemic[DB/OL].2020.

[67]Fathieh F, Paak M, Khosousi A, et al. Predicting cardiac disease from interactions of simultaneously-acquired hemodynamic and cardiac signals[J]. Comput Methods Programs Biomed, 2021,202:105970.

[68]Attia ZI, Kapa S, Lopez-Jimenez F, et al. Screening for cardiac contractile dysfunction using an artificial intelligence-enabled electrocardiogram[J]. Nat Med, 2019,25(1):70−74.

[69]Jentzer JC, Kashou AH, Attia ZI, et al. Left ventricular systolic dysfunction identification using artificial intelligence-augmented electrocardiogram in cardiac intensive care unit patients[J]. Int J Cardiol, 2021, 326:114−123.

[70]Kashou AH, Noseworthy PA, Lopez−Jimenez F, et al. The effect of cardiac rhythm on artificial intelligence-enabled ECG evaluation of left ventricular ejection fraction prediction in cardiac intensive care unit patients[J]. Int J Cardiol, 2021, 339:54−55.

[71]Davies RH, Jones AR. Machine Learning for ECG Diagnosis of LV Dysfunction[J]. JACC Cardiovasc Imaging, 2021, 14(10):1916−1917.

[72]Potter EL, Rodrigues CHM, Ascher DB, et al. Machine Learning of ECG Waveforms to Improve Selection for Testing for Asymptomatic Left Ventricular Dysfunction Prompt[J]. JACC Cardiovasc Imaging, 2021, 4(10):1904−1915.

[73]Yao X, McCoy RG, Friedman PA, et al. ECG AI-Guided Screening for Low Ejection Fraction (EAGLE): Rationale and design of a pragmatic cluster randomized trial[J]. Am Heart J, 2020,219:31−36.

[74]Yao X, Rushlow DR, Inselman JW, et al. Artificial intelligence-enabled electrocardiograms for identification of patients with low ejection fraction: a pragmatic, randomized clinical trial [J]. Nat Med, 2021,27(5):815−819.

[75]Flachskampf FA, Biering−Sørensen T, Solomon SD, et al. Cardiac Imaging to Evaluate Left Ventricular Diastolic Function[J]. JACC Cardiovasc Imaging, 2015,8(9):1071−1093.

[76]AlJaroudi WA, Thomas JD, Rodriguez LL, et al. Prognostic value of diastolic dysfunction: state of the art review[J]. Cardiol Rev, 2014,22(2):79−90.

[77]Sengupta PP, Kulkarni H, Narula J. Prediction of Abnormal Myocardial Relaxation From Signal Processed Surface ECG[J]. J Am Coll Cardiol, 2018,71(15):1650−1660.

[78]Kagiyama N, Piccirilli M, Yanamala N, et al. Machine Learning Assessment of Left Ven-

tricular Diastolic Function Based on Electrocardiographic Features[J]. J Am Coll Cardiol, 2020,76 (8):930-941.

[79]Khurshid S, Friedman S, Pirruccello JP, et al. Deep Learning to Predict Cardiac Magnetic Resonance-Derived Left Ventricular Mass and Hypertrophy From 12-Lead ECGs[J]. Circ Cardiovasc Imaging, 2021,14(6):e012281.

[80]Cummings ED, Swoboda HD. Digoxin Toxicity[M]. StatPearls Publishing LLC.,2021.

[81]Chang DW, Lin CS, Tsao TP, et al. Detecting Digoxin Toxicity by Artificial Intelligence-Assisted Electrocardiography[J]. Int J Environ Res Public Health, 2021,18(7):3839.

[82]Tse G, Zhou J, Woo SWD, et al. Multi-modality machine learning approach for risk stratification in heart failure with left ventricular ejection fraction </= 45[J]. ESC Heart Fail, 2020, 7 (6):3716-3725.

[83]Pandey A, Kagiyama N, Yanamala N, et al. Deep-Learning Models for the Echocardiographic Assessment of Diastolic Dysfunction[J]. JACC Cardiovasc Imaging, 2021. DOI: 10.1016/j. jcmg.2021, 14(10):1887-1900.

[84]Ortiz J, Ghefter CG, Silva CE, et al. One-year mortality prognosis in heart failure: a neural network approach based on echocardiographic data[J]. J Am Coll Cardiol, 1995,26(7):1586-1593.

[85]Bazoukis G, Stavrakis S, Zhou J, et al. Machine learning versus conventional clinical methods in guiding management of heart failure patients-a systematic review[J]. Heart Fail Rev, 2021,26(1):23-34.

[86]Frizzell JD, Liang L, Schulte PJ, et al. Prediction of 30-Day All-Cause Readmissions in Patients Hospitalized for Heart Failure: Comparison of Machine Learning and Other Statistical Approaches[J]. JAMA Cardiol, 2017,2(2):204-209.

[87]Awan SE, Bennamoun M, Sohel F, et al. Machine learning-based prediction of heart failure readmission or death: implications of choosing the right model and the right metrics[J]. ESC Heart Fail, 2019,6(2):428-435.

[88]Negassa A, Ahmed S, Zolty R, et al. Prediction Model Using Machine Learning for Mortality in Patients with Heart Failure[J]. The American Journal of Cardiology, 2021, 153:86-93.

[89]Jing L, Ulloa Cerna AE, Good CW, et al. A Machine Learning Approach to Management of Heart Failure Populations[J]. JACC Heart Fail, 2020,8(7):578-587.

[90]McNallan SM, Chamberlain AM, Gerber Y, et al. Measuring frailty in heart failure: a community perspective[J]. Am Heart J, 2013,166(4):768-774.

［91］Ju C, Zhou J, Lee S, et al. Derivation of an electronic frailty index for predicting short-term mortality in heart failure: a machine learning approach［J］. ESC Heart Fail, 2021, 8(4): 2837-2845.

［92］Rawshani A, Rawshani A, Franzen S, et al. Risk Factors, Mortality, and Cardiovascular Outcomes in Patients with Type 2 Diabetes［J］. N Engl J Med, 2018, 379(7):633-644.

［93］Segar MW, Vaduganathan M, Patel KV, et al. Machine Learning to Predict the Risk of Incident Heart Failure Hospitalization Among Patients With Diabetes: The WATCH-DM Risk Score ［J］. Diabetes Care, 2019,42(12):2298-2306.

［94］Abraham WT, Adamson PB, Bourge RC, et al. Wireless pulmonary artery haemodynamic monitoring in chronic heart failure: a randomised controlled trial［J］. The Lancet, 2011,377(9766): 658-666.

［95］Stehlik J, Schmalfuss C, Bozkurt B, et al. Continuous Wearable Monitoring Analytics Predict Heart Failure Hospitalization: The LINK-HF Multicenter Study［J］. Circ Heart Fail, 2020,13 (3):e006513.

［96］MARON B J, TOWBIN J A, THIENE G, et al. Contemporary definitions and classification of the cardiomyopathies: an American Heart Association Scientific Statement from the Council on Clinical Cardiology, Heart Failure and Transplantation Committee; Quality of Care and Outcomes Research and Functional Genomics and Translational Biology Interdisciplinary Working Groups; and Council on Epidemiology and Prevention［J］. Circulation, 2006, 113(14): 1807-16.

［97］MARON B J, HAAS T S, MURPHY C J, et al. Incidence and causes of sudden death in U.S. college athletes［J］. J Am Coll Cardiol, 2014, 63(16): 1636-43.

［98］OMMEN S R, MARON B J, OLIVOTTO I, et al. Long-term effects of surgical septal myectomy on survival in patients with obstructive hypertrophic cardiomyopathy［J］. J Am Coll Cardiol, 2005, 46(3): 470-6.

［99］SHRIVASTAVA S, COHEN-SHELLY M, ATTIA Z I, et al. Artificial Intelligence-Enabled Electrocardiography to Screen Patients with Dilated Cardiomyopathy［J］. Am J Cardiol, 2021.

［100］ATTIA Z I, KAPA S, LOPEZ-JIMENEZ F, et al. Screening for cardiac contractile dysfunction using an artificial intelligence-enabled electrocardiogram［J］. Nat Med, 2019, 25(1): 70-4.

［101］GEMMELL P M, GILLETTE K, BALABAN G, et al. A computational investigation into rate-dependant vectorcardiogram changes due to specific fibrosis patterns in non-ischæmic dilated cardiomyopathy［J］. Comput Biol Med, 2020, 123(103895).

［102］BLEIJENDAAL H, RAMOS L A, LOPES R R, et al. Computer versus cardiologist: Is a machine learning algorithm able to outperform an expert in diagnosing a phospholamban p. Arg14del mutation on the electrocardiogram?[J]. Heart Rhythm, 2021, 18(1): 79-87.

[103]RAHMAN Q A, TERESHCHENKO L G, KONGKATONG M, et al. Utilizing ECG-Based Heartbeat Classification for Hypertrophic Cardiomyopathy Identification [J]. IEEE Trans Nanobioscience, 2015, 14(5): 505-12.

[104]KO W Y, SIONTIS K C, ATTIA Z I, et al. Detection of Hypertrophic Cardiomyopathy Using a Convolutional Neural Network-Enabled Electrocardiogram[J]. J Am Coll Cardiol, 2020, 75 (7): 722-33.

[105]SIONTIS K C, LIU K, BOS J M, et al. Detection of hypertrophic cardiomyopathy by an artificial intelligence electrocardiogram in children and adolescents[J]. Int J Cardiol, 2021.

[106]GROGAN M,LOPEZ-JIMENEZ F,COHEN-SHELLY M,et al.Artificial Intelligence-Enhanced Electrocardiogram for the Early Detection of Cardiac Amyloidosis [J]. Mayo Clin Proc, 2021.

[107]GOTO S, MAHARA K, BEUSSINK-NELSON L, et al. Artificial intelligence-enabled fully automated detection of cardiac amyloidosis using electrocardiograms and echocardiograms[J]. Nat Commun, 2021, 12(1): 2726.

[108]ADAM M, OH S L, SUDARSHAN V K, et al. Automated characterization of cardiovascular diseases using relative wavelet nonlinear features extracted from ECG signals[J]. Comput Methods Programs Biomed, 2018, 161(133-43).

[109]TISON G H, ZHANG J, DELLING F N, et al. Automated and Interpretable Patient ECG Profiles for Disease Detection, Tracking, and Discovery[J]. Circ Cardiovasc Qual Outcomes, 2019,12(9): e005289.

[110]Zhang X, Walsh R, Whiffin N, et al. Disease-specific variant pathogenicity prediction significantly improves variant interpretation in inherited cardiac conditions[J]. Genet Med, 2021, 23: 69 -79.

[111]Quer G, Arnaout R, Henne M, et al. Machine Learning and the Future of Cardiovascular Care: JACC State-of-the-Art Review[J]. J Am Coll Cardiol, 2021, 77: 300-313.

[112]Hermans BJ M,Bennis FC,Vink AS, et al. Improving long QT syndrome diagnosis by a polynomial-based T-wave morphology characterization[J]. Heart Rhythm, 2020, 17:752-758.

[113]Darpo B, Agin M, Kazierad DJ, et al. Man versus machine: is there an optimal method for QT measurements in thorough QT studies?[J]. J Clin Pharmacol, 2006, 46: 598-612.

[114]Denny JC, Miller RA, Waitman LR, et al. Identifying QT prolongation from ECG im-

pressions using a general-purpose Natural Language Processor[J]. Int J Med Inform, 2009, null: S34 -42.

[115]Giudicessi JR, Schram M, Bos JM, et al. Artificial Intelligence-Enabled Assessment of the Heart Rate Corrected QT Interval Using a Mobile Electrocardiogram Device[J]. Circulation, 2021, 143:1274-1286.

[116]Giudicessi JR. Machine Learning and Rare Variant Adjudication in Type 1 Long QT Syndrome[J].Circ Cardiovasc Genet, 2017, 10:undefined.

[117]Tse G, Chan YWF, Keung W, et al. Electrophysiological mechanisms of long and short QT syndromes[J]. Int J Cardiol Heart Vasc, 2017, 14: 8-13.

[118]Hermans BJM, Stoks J, Bennis FC, et al. Support vector machine-based assessment of the T-wave morphology improves long QT syndrome diagnosis[J]. Europace, 2018, 20:113-119.

[119]Tse G, Lee Sn, Zhou J, et al. Territory-Wide Chinese Cohort of Long QT Syndrome: Random Survival Forest and Cox Analyses[J]. Front Cardiovasc Med, 2021, 8: 608592.

[120]Tse G, Lee S, Li A, et al. Automated Electrocardiogram Analysis Identifies Novel Predictors of Ventricular Arrhythmias in Brugada Syndrome[J].Front Cardiovasc Med, 2020, 7: 618254.

[121]Lee S, Zhou J, Li KHC, et al. Territory-wide cohort study of Brugada syndrome in Hong Kong: predictors of long-term outcomes using random survival forests and non-negative matrix factorisation[J].Open Heart, 2021, 8(1):e001505.

[122]Juhola M, Joutsijoki H, Penttinen K, et al. Detection of genetic cardiac diseases by Ca transient profiles using machine learning methods[J]. Sci Rep, 2018, 8:9355.

[123]Luz EJ, Schwartz WR, Cámara-Chávez G,et al. ECG-based heartbeat classification for arrhythmia detection: A survey[J]. Comput Methods Programs Biomed, 2016,127:144-164.

[124]de Chazal P, O'Dwyer M, Reilly RB. Automatic classification of heartbeats using ECG morphology and heartbeat interval features[J]. IEEE Trans Biomed Eng, 2004,51(7):1196-1206.

[125]de Lannoy G, Francois D, Delbeke J,et al. Weighted conditional random fields for supervised interpatient heartbeat classification[J]. IEEE Trans Biomed Eng, 2012,59(1):241-247.

[126]Zhang Z, Dong J, Luo X,et al. Heartbeat classification using disease-specific feature selection[J]. Comput Biol Med, 2014, 46:79-89.

[127]Llamedo M, Martinez JP. Heartbeat classification using feature selection driven by database generalization criteria[J]. IEEE Trans Biomed Eng, 2011,58(3):616-625.

[128]Minhas FU, Arif M. Robust electrocardiogram(ECG)beat classification using discrete

wavelet transform[J]. Physiol Meas, 2008,29(5):555-570.

[129]Escalona-Morán MA, Soriano MC, Fischer I,et al. Electrocardiogram classification using reservoir computing with logistic regression[J]. IEEE J Biomed Health Inform, 2015,19(3):892-898.

[130]Korürek M, Nizam A. A new arrhythmia clustering technique based on Ant Colony Optimization[J]. J Biomed Inform, 2008,41(6):874-881.

[131]Luz E, Menotti D. How the choice of samples for building arrhythmia classifiers impact their performances[J]. Annu Int Conf IEEE Eng Med Biol Soc, 2011:4988-4991.

[132]Mathews SM, Kambhamettu C, Barner KE. A novel application of deep learning for single-lead ECG classification[J].Comput Biol Med, 2018,99:53-62.

[133]Zheng J, Chu H, Struppa D, Zhang J, et al. Optimal Multi-Stage Arrhythmia Classification Approach[J]. Sci Rep,2020,10(1):2898.

[134]Tomofumi N, Yasutoshi N, Giichi N,et al. Prediction of premature ventricular complex origins using artificial intelligence-enabled algorithms[J]. Cardiovascular Digital Health Journal, 2021, 2:76-83.

[135]He K, Nie Z, Zhong G, Yang C,et al. Localization of origins of premature ventricular contraction in the whole ventricle based on machine learning and automatic beat recognition from 12-lead ECG[J]. Physiol Meas, 2020, 41(5):055007.

[136]Zheng J, Fu G, Anderson K,et al. A 12-Lead ECG database to identify origins of idiopathic ventricular arrhythmia containing 334 patients[J]. Sci Data, 2020, 23,7(1):98.

[137]Zheng J, Fu G, Abudayyeh I,et al. A High-Precision Machine Learning Algorithm to Classify Left and Right Outflow Tract Ventricular Tachycardia[J]. Front Physiol, 2021,12:641066.

[138]Alwan Y, Cvetkovic Z, Curtis MJ. Methods for Improved Discrimination Between Ventricular Fibrillation and Tachycardia[J]. IEEE Trans Biomed Eng, 2018, 65(10):2143-2151.

[139]Mjahad A, Rosado-Muñoz A, Bataller-Mompeán M,et al. Ventricular Fibrillation and Tachycardia detection from surface ECG using time-frequency representation images as input dataset for machine learning[J]. Comput Methods Programs Biomed, 2017,141:119-127.

[140]Picon A, Irusta U, Álvarez-Gila A,et al. Mixed convolutional and long short-term memory network for the detection of lethal ventricular arrhythmia[J]. PLoS One,2019, 14(5):e0216756.

[141]Okada DR, Miller J, Chrispin J,et al. Substrate Spatial Complexity Analysis for the Prediction of Ventricular Arrhythmias in Patients With Ischemic Cardiomyopathy[J]. Circ Arrhythm

Electrophysiol, 2020, 13(4):e007975.

［142］Bhattacharya M, Lu DY, Kudchadkar SM,et al. Identifying Ventricular Arrhythmias and Their Predictors by Applying Machine Learning Methods to Electronic Health Records in Patients With Hypertrophic Cardiomyopathy (HCM-VAr-Risk Model)［J］. Am J Cardiol, 2019, 23 (10): 1681-1689.

［143］Krittanawong C, Zhang H, Wang Z, et al. Artificial Intelligence in Precision Cardiovascular Medicine［J］. J Am Coll Cardiol, 2017, 69(21):2657-2664.

［144］胡盛寿,高润霖,刘力生,等《中国心血管病报告 2018》概要［J］. 中国循环杂志,2019 (3):209-220.

［145］Shameer K, Johnson K W, Glicksberg B S, et al. Machine learning in cardiovascular medicine: are we there yet?［J］. Heart, 2018, 104(14):1156-1164.

［146］Yancy C W, Jessup M, Bozkurt B, et al. 2013 ACCF/AHA Guideline for the Management of Heart Failure［J］. J Am Coll Cardiol, 2013, 62(16):e147.

［147］Donal E, Hubert A, Le Rolle V, et al. New Multiparametric Analysis of Cardiac Dyssynchrony: Machine Learning and Prediction of Response to CRT［J］. JACC Cardiovasc Imaging, 2019, 12(9):1887-1888.

［148］Cikes M, Sanchez-Martinez S, Claggett B, et al. Machine learning-based phenogrouping in heart failure to identify responders to cardiac resynchronization therapy［J］. Eur J Heart Fail, 2019, 21(1):74-85.

［149］Gallard A, Bidaut A, Hubert A, et al. Characterization of Responder Profiles for Cardiac Resynchronization Therapy through Unsupervised Clustering of Clinical and Strain Data［J］. J Am Soc Echocardiogr, 2021, 34(5):483-493.

［150］Galli E, Le Rolle V, Smiseth O A, et al. Importance of Systematic Right Ventricular Assessment in Cardiac Resynchronization Therapy Candidates: A Machine Learning Approach［J］. J Am Soc Echocardiogr, 2021, 34(5):494-502.

［151］Feeny A K, Rickard J, Trulock K M, et al. Machine Learning of 12-Lead QRS Waveforms to Identify Cardiac Resynchronization Therapy Patients With Differential Outcomes［J］. Circ Arrhythm Electrophysiol, 2020, 13(7):e008210.

［152］Kalscheur M M, Kipp R T, Tattersall M C, et al. Machine Learning Algorithm Predicts Cardiac Resynchronization Therapy Outcomes: Lessons From the COMPANION Trial［J］. Circ Arrhythm Electrophysiol, 2018, 11(1):e005499.

［153］Feeny A K, Rickard J, Patel D, et al. Machine Learning Prediction of Response to Cardiac Resynchronization Therapy: Improvement Versus Current Guidelines[J]. Circ Arrhythm Electrophysiol, 2019, 12(7):e007316.

[154]Tokodi M, Behon A, Merkel E D, et al. Sex-Specific Patterns of Mortality Predictors Among Patients Undergoing Cardiac Resynchronization Therapy: A Machine Learning Approach [J]. Front Cardiovasc Med, 2021, 8:611055.

[155]Daubert J P, Zareba W, Cannom D S, et al. Inappropriate implantable cardioverter-defibrillator shocks in MADIT Ⅱ: frequency, mechanisms, predictors, and survival impact[J]. J Am Coll Cardiol, 2008, 51(14):1357-1365.

[156]Milpied P, Dubois R, Roussel P, et al. Arrhythmia discrimination in implantable cardioverter defibrillators using support vector machines applied to a new representation of electrograms [J]. IEEE Trans Biomed Eng, 2011, 58(6):1797-1803.

[157]Mahajan D, Dong Y, Saxon L A, et al. Performance of an automatic arrhythmia classification algorithm: comparison to the ALTITUDE electrophysiologist panel adjudications[J]. Pacing Clin Electrophysiol, 2014, 37(7):889-899.

[158]Myerburg R J and Goldberger J J. Sudden Cardiac Arrest Risk Assessment: Population Science and the Individual Risk Mandate[J]. JAMA Cardiol, 2017, 2(6):689-694.

[159]Tsushima T, Al-Kindi S, Nadeem F, et al. Machine Learning Algorithms for Prediction of Permanent Pacemaker Implantation After Transcatheter Aortic Valve Replacement[J]. Circ Arrhythm Electrophysiol, 2021, 14(3):e008941.

[160]Truong V T, Beyerbach D, Mazur W, et al. Machine learning method for predicting pacemaker implantation following transcatheter aortic valve replacement[J]. Pacing Clin Electrophysiol, 2021, 44(2):334-340.

[161]Sharma P S, Dandamudi G, Naperkowski A, et al. Permanent His-bundle pacing is feasible, safe, and superior to right ventricular pacing in routine clinical practice[J]. Heart Rhythm, 2015, 12(2):305-312.

[162]Arnold A D, Howard J P, Gopi A A, et al. Discriminating electrocardiographic responses to His-bundle pacing using machine learning[J]. Cardiovasc Digit Health J, 2020, 1(1):11-20.

[163]Rosier A, Mabo P, Temal L, et al. Personalized and automated remote monitoring of atrial fibrillation[J].Europace, 2016, 18(3):347-352.

[164]WHO Cardiovascular diseases (CVDs). WHO n.d. . http://www.who.int/mediacentre/factsheets/fs317/en/(accessed February 3, 2018).

[165]Lackland DT, Weber MA. Global burden of cardiovascular disease and stroke: hyperten-

sion at the core[J]. Can J Cardiol,2015,31: 569-571.

[166]Lu J, Lu Y, Wang X, et al. Prevalence, awareness, treatment, and control of hypertension in China: data from 1·7 million adults in a population-based screening study (China PEACE Million Persons Project)[J]. Lancet, 2017,390: 2549-2558.

[167]Santos, Marcus Alexandre G Dos, et al. Online heart monitoring systems on the internet of health things environments: A survey, a reference model and an outlook[J]. Information Fusion, 2020, 53: 222-239

[168]Moraes JL, Rocha MX, Vasconcelos GG, et al. Advances in Photopletysmography Signal Analysis for Biomedical Applications[J]. Sensors (Basel), 2018,18.

[169] Ohkubo T, Kikuya M, Metoki H, et al. Prognosis of "masked" hypertension and "white-coat" hypertension detected by 24-h ambulatory blood pressure monitoring 10-year follow-up from the Ohasama study[J]. J Am Coll Cardiol, 2005,46: 508-515.

[170]Zhang YT, Zheng YL, Lin WH, et al. Challenges and opportunities in cardiovascular health informatics[J]. IEEE Trans Biomed Eng, 2013,60: 633-642.

[171]Bycroft C, Freeman C, Petkova D, et al. The UK Biobank resource with deep phenotyping and genomic data[J]. Nature, 2018,562: 203-209.

[172]LeCun Y, Bengio Y, Hinton G. Deep learning[J]. Nature,2015,521: 436-444.

[173]Bai W, Sinclair M, Tarroni G, et al. Automated cardiovascular magnetic resonance image analysis with fully convolutional networks[J]. J Cardiovasc Magn Reson,2018,20: 65.

[174]Zihlmann M, Perekrestenko D, Tschannen M. Convolutional recurrent neural networks for electrocardiogram classification[J]. Computing in Cardiology (CinC),2017:1-4.

[175]Lyon A, Minchol é A, Martínez JP, et al. Computational techniques for ECG analysis and interpretation in light of their contribution to medical advances[J]. J R Soc Interface,2018,15: 20170821.

[176]Soh DCK, Ng EYK, Jahmunah V, et al. A computational intelligence tool for the detection of hypertension using empirical mode decomposition[J]. Comput Biol Med,2020,118: 103630.

[177]Miao F, Wen B, Hu Z, et al. Continuous blood pressure measurement from one-channel electrocardiogram signal using deep-learning techniques[J]. Artif Intell Med,2020,108: 101919.

[178]Zhang Y, Zhou C, Huang Z, et al. Study of cuffless blood pressure estimation method based on multiple physiological parameters[J]. Physiol Meas,2021,42(5): 055004.

[179]Liu Z, Zhou B, Li Y, et al. Continuous Blood Pressure Estimation From Electrocardiogram and Photoplethysmogram During Arrhythmias[J]. Front Physiol,2020,11: 575407.

［180］Li YH, Harfiya LN, Purwandari K, et al. Real-Time Cuffless Continuous Blood Pressure Estimation Using Deep Learning Model［J］. Sensors（Basel）,2020,20: 5606.

［181］Chugh SS, Havmoeller R, Narayanan K, et al. Worldwide epidemiology of atrial fibrillation: a Global Burden of Disease 2010 Study［J］. Circulation, 2014, 129(8): 837-847.

［182］Hannun AY, Rajpurkar P, Haghpanahi M, et al. Cardiologist-level arrhythmia detection and classification in ambulatory electrocardiograms using a deep neural network［J］. Nat Med, 2019, 25(1): 65-69.

［183］Guo Y, Wang H, Zhang H, et al. Mobile Photoplethysmographic Technology to Detect Atrial Fibrillation［J］. J Am Coll Cardiol, 2019, 74(19): 2365-2375.

［184］Perez MV, Mahaffey KW, Hedlin H, et al. Large-Scale Assessment of a Smartwatch to Identify Atrial Fibrillation［J］. N Engl J Med, 2019, 381(20): 1909-1917.

［185］Tison GH, Sanchez JM, Ballinger B, et al. Passive Detection of Atrial Fibrillation Using a Commercially Available Smartwatch［J］. JAMA Cardiol, 2018, 3(5): 409-416.

［186］Johnson KW, Torres Soto J, Glicksberg BS, et al. Artificial Intelligence in Cardiology ［J］. J Am Coll Cardiol, 2018, 71(23): 2668-2679.

［187］Attia ZI, Noseworthy PA, Lopez-Jimenez F, et al. An artificial intelligence-enabled ECG algorithm for the identification of patients with atrial fibrillation during sinus rhythm: a retrospective analysis of outcome prediction［J］. Lancet, 2019, 394(10201): 861-867.

［188］Bai W, Sinclair M, Tarroni G, et al. Automated cardiovascular magnetic resonance image analysis with fully convolutional networks［J］. J Cardiovasc Magn Reson, 2018, 20(1): 65.

［189］Bernard O, Lalande A, Zotti C, et al. Deep Learning Techniques for Automatic MRI Cardiac Multi-Structures Segmentation and Diagnosis: Is the Problem Solved?［J］. IEEE Trans Med Imaging, 2018, 37(11): 2514-2525.

［190］Jamart K, Xiong Z, Maso Talou GD, et al. Mini Review: Deep Learning for Atrial Segmentation From Late Gadolinium-Enhanced MRIs［J］. Front Cardiovasc Med, 2020, 7:86.

［191］Chen HH, Liu CM, Chang SL, et al. Automated extraction of left atrial volumes from two-dimensional computer tomography images using a deep learning technique ［J］. Int J Cardiol, 2020, 316:272-278.

［192］Valinoti M, Fabbri C, Turco D, et al. 3D patient-specific models for left atrium characterization to support ablation in atrial fibrillation patients［J］. Magn Reson Imaging, 2018, 45:51-57.

［193］Alhusseini MI, Abuzaid F, Rogers AJ, et al. Machine Learning to Classify Intracardiac Electrical Patterns During Atrial Fibrillation: Machine Learning of Atrial Fibrillation［J］. Circ Arrhythm Electrophysiol,2020,13(8):e008160.

[194]Liu CM, Chang SL, Chen HH, et al. The Clinical Application of the Deep Learning Technique for Predicting Trigger Origins in Patients With Paroxysmal Atrial Fibrillation With Catheter Ablation[J]. Circ Arrhythm Electrophysiol, 2020, 13(11):e008518.

[195]Hindricks G, Potpara T, Dagres N, et al. 2020 ESC Guidelines for the diagnosis and management of atrial fibrillation developed in collaboration with the European Association for Cardio-Thoracic Surgery (EACTS): The Task Force for the diagnosis and management of atrial fibrillation of the European Society of Cardiology (ESC) Developed with the special contribution of the European Heart Rhythm Association (EHRA) of the ESC[J]. Eur Heart J, 2021, 42(5): 373−498.

[196]January CT, Wann LS, Calkins H, et al. 2019 AHA/ACC/HRS Focused Update of the 2014 AHA/ACC/HRS Guideline for the Management of Patients With Atrial Fibrillation: A Report of the American College of Cardiology/American Heart Association Task Force on Clinical Practice Guidelines and the Heart Rhythm Society in Collaboration With the Society of Thoracic Surgeons [J]. Circulation, 2019, 140(2): e125−e151.

[197]Inohara T, Shrader P, Pieper K, et al. Association of of Atrial Fibrillation Clinical Phenotypes With Treatment Patterns and Outcomes: A Multicenter Registry Study [J]. JAMA Cardiol, 2018, 3(1): 54−63.

[198]Ma Z, Wang P, Gao Z, et al. Ensemble of machine learning algorithms using the stacked generalization approach to estimate the warfarin dose [J]. PLoS One, 2018, 13 (10): e0205872.

[199]Grossi E, Podda GM, Pugliano M, et al. Prediction of optimal warfarin maintenance dose using advanced artificial neural networks[J]. Pharmacogenomics, 2014, 15(1): 29−37.

[200]Yao X, Abraham NS, Alexander GC, et al. Effect of Adherence to Oral Anticoagulants on Risk of Stroke and Major Bleeding Among Patients With Atrial Fibrillation [J]. J Am Heart Assoc, 2016, 5(2):e003074.

[201]Labovitz DL, Shafner L, Reyes Gil M, et al. Using Artificial Intelligence to Reduce the Risk of Nonadherence in Patients on Anticoagulation Therapy[J]. Stroke, 2017, 48(5): 1416−1419.

[202]Attia ZI, Sugrue A, Asirvatham SJ, et al. Noninvasive assessment of dofetilide plasma concentration using a deep learning (neural network) analysis of the surface electrocardiogram: A proof of concept study[J]. PLoS One, 2018, 13(8):e0201059.

[203]Levy AE, Biswas M, Weber R, et al. Applications of machine learning in decision anal-

ysis for dose management for dofetilide[J]. PLoS One, 2019, 14(12): e0227324.

[204]Iung, B. and A. Vahanian. Epidemiology of valvular heart disease in the adult[J]. Nat Rev Cardiol, 2011,8(3): 162-172.

[205]Thoenes, M., et al. Narrative review of the role of artificial intelligence to improve aortic valve disease management[J]. J Thorac Dis, 2021,13(1): 396-404.

[206]Chiang, S.J., et al. When and how aortic stenosis is first diagnosed: A single-center observational study[J]. J Cardiol, 2016, 68(4): 324-328.

[207]Cohen-Shelly, M., et al. Electrocardiogram screening for aortic valve stenosis using artificial intelligence[J].Eur Heart J, 2021, 42(30):2885-2896.

[208]Nkomo, V.T. et al. Burden of valvular heart diseases: a population-based study[J]. Lancet, 2006, 368(9540): 1005-1011.

[209]Benjamin, E.J. et al. Heart Disease and Stroke Statistics-2019 Update: A Report From the American Heart Association[J]. Circulation, 2019, 139(10): e56-e528.

[210]Kwon, J.M. et al. Artificial intelligence for detecting mitral regurgitation using electrocardiography[J]. J Electrocardiol, 2020, 59: 151-157.

[211]Kwon JM, Jung MS, Kim KH, et al. Artificial intelligence for detecting electrolyte imbalance using electrocardiography[J]. Ann Noninvasive Electrocardiol,2021,26(3): e12839.

[212]Lin CS, Lin C, Fang WH, et al. A Deep-Learning Algorithm(ECG12Net) for Detecting Hypokalemia and Hyperkalemia by Electrocardiography: Algorithm Development[J]. JMIR Med Inform,2020,8(3): e15931.

[213] Galloway CD, Valys AV, Shreibati JB, et al. Development and Validation of a Deep-Learning Model to Screen for Hyperkalemia From the Electrocardiogram[J]. JAMA Cardiol, 2019,4(5): 428-436.

[214]Attia ZI, DeSimone CV, Dillon JJ, et al. Novel Bloodless Potassium Determination Using a Signal-Processed Single-Lead ECG[J]. J Am Heart Assoc,2016,5(1):e002746.

[215]Dillon JJ, DeSimone CV, Sapir Y, et al. Noninvasive potassium determination using a mathematically processed ECG: proof of concept for a novel "blood-less, blood test"[J]. J Electrocardiol,2015,48(1): 12-18.

[216]Rijnbeek PR, van Herpen G, Bots ML, et al. Normal values of the electrocardiogram for ages 16-90 years[J]. J Electrocardiol, 2014, 47(6): 914-921.

[217]Toman O, Hnatkova K, Smetana P, et al. Physiologic heart rate dependency of the PQ interval and its sex differences[J]. Sci Rep, 2020, 10(1): 2551.

［218］Malik M, Hnatkova K, Kowalski D, et al. QT/RR curvatures in healthy subjects: sex differences and covariates［J］. Am J Physiol Heart Circ Physiol, 2013, 305(12): H1798-1806.

［219］Hnatkova K, Toman O, Sisakova M, et al. Sex and race differences in J-Tend, J-Tpeak, and Tpeak-Tend intervals［J］. Scientific Reports, 2019, 9.

［220］Ball RL, Feiveson AH, Schlegel TT, et al. Predicting "heart age" using electrocardiography［J］. J Pers Med, 2014, 4(1): 65-78.

［221］Hirota N, Suzuki S, Arita T, et al. Prediction of biological age and all-cause mortality by 12-lead electrocardiogram in patients without structural heart disease［J］. BMC Geriatr, 2021, 21(1): 460.

［222］Attia ZI, Friedman PA, Noseworthy PA, et al. Age and Sex Estimation Using Artificial Intelligence From Standard 12-Lead ECGs［J］. Circ Arrhythm Electrophysiol, 2019, 12(9): e007284.

［223］Lima EM, Ribeiro AH, Paixão GMM, et al. Deep neural network-estimated electrocardiographic age as a mortality predictor［J］. Nat Commun, 2021, 12(1): 5117.

［224］Strodthoff N, Wagner P, Schaeffter T, et al. Deep Learning for ECG Analysis: Benchmarks and Insights from PTB-XL［J］. IEEE J Biomed Health Inform, 2021, 25(5): 1519-1528.

［225］Rajput JS, Sharma M, Acharya UR. Hypertension Diagnosis Index for Discrimination of High-Risk Hypertension ECG Signals Using Optimal Orthogonal Wavelet Filter Bank［J］. Int J Environ Res Public Health, 2019, 16(21).

［226］Sharma M, Rajput JS, Tan RS, et al. Automated Detection of Hypertension Using Physiological Signals: A Review［J］. Int J Environ Res Public Health, 2021, 18(11).

［227］Ni H, Wang Y, Xu G, et al. Multiscale Fine-Grained Heart Rate Variability Analysis for Recognizing the Severity of Hypertension［J］. Comput Math Methods Med, 2019, 2019: 4936179.

［228］Simjanoska M, Gjoreski M, Gams M, et al. Non-Invasive Blood Pressure Estimation from ECG Using Machine Learning Techniques［J］. Sensors (Basel), 2018, 18(4).

［229］Mousavi SS, Hemmati M, Charmi M, et al. Cuff-Less Blood Pressure Estimation Using Only the ECG Signal in Frequency Domain. Secondary Cuff-Less Blood Pressure Estimation Using Only the ECG Signal in Frequency Domain, 2018: 147-152.

［230］Miao F, Wen B, Hu ZJ, et al. Continuous blood pressure measurement from one-channel electrocardiogram signal using deep-learning techniques［J］. Artificial Intelligence in Medicine, 2020, 108.

[231]Yang S, Zhang YP, Cho SY, et al. Non-invasive cuff-less blood pressure estimation using a hybrid deep learning model[J]. Optical and Quantum Electronics, 2021, 53(2).

[232]Baker S, Xiang W, Atkinson I. A hybrid neural network for continuous and non-invasive estimation of blood pressure from raw electrocardiogram and photoplethysmogram waveforms [J]. Comput Methods Programs Biomed, 2021, 207: 106191.

[233]Sagirova Z, Kuznetsova N, Gogiberidze N, et al. Cuffless Blood Pressure Measurement Using a Smartphone-Case Based ECG Monitor with Photoplethysmography in Hypertensive Patients [J]. Sensors (Basel), 2021, 21(10).

[234]Laitinen T, Lyyra-Laitinen T, Huopio H, et al. Electrocardiographic alterations during hyperinsulinemic hypoglycemia in healthy subjects[J]. Annals of noninvasive electrocardiology : the official journal of the International Society for Holter and Noninvasive Electrocardiology, Inc, 2008, 13(2): 97-105.

[235]Lipponen JA, Kemppainen J, Karjalainen PA, et al. Dynamic estimation of cardiac repolarization characteristics during hypoglycemia in healthy and diabetic subjects[J]. Physiol Meas, 2011, 32(6): 649-660.

[236]Ling SH, Nguyen HT. Natural occurrence of nocturnal hypoglycemia detection using hybrid particle swarm optimized fuzzy reasoning model[J]. Artif Intell Med, 2012, 55(3): 177-184.

[237]Phyo Phyo S, Sai Ho L, Nguyen HT. Deep learning framework for detection of hypoglycemic episodes in children with type 1 diabetes[J]. Annu Int Conf IEEE Eng Med Biol Soc, 2016, 2016: 3503-3506.

[238]Porumb M, Stranges S, Pescapè A, et al. Precision Medicine and Artificial Intelligence: A Pilot Study on Deep Learning for Hypoglycemic Events Detection based on ECG[J]. Sci Rep, 2020, 10(1): 170.

[239]Wang L, Mu Y, Zhao J, et al. IGRNet: A Deep Learning Model for Non-Invasive, Real-Time Diagnosis of Prediabetes through Electrocardiograms[J]. Sensors (Basel), 2020, 20(9).

[240]Lin CS, Lee YT, Fang WH, et al. Deep Learning Algorithm for Management of Diabetes Mellitus via Electrocardiogram-Based Glycated Hemoglobin (ECG-HbA1c): A Retrospective Cohort Study[J]. J Pers Med, 2021, 11(8).

[241]Pham T, Lau ZJ, Chen SHA, et al. Heart Rate Variability in Psychology: A Review of HRV Indices and an Analysis Tutorial[J]. Sensors (Basel, Switzerland), 2021, 21(12): 3998.

[242]De Cooman T, Varon C, Hunyadi B, et al. Online Automated Seizure Detection in Temporal Lobe Epilepsy Patients Using Single-lead ECG[J]. Int J Neural Syst, 2017, 27(7): 1750022.

［243］Yamakawa T, Miyajima M, Fujiwara K, et al. Wearable Epileptic Seizure Prediction System with Machine-Learning-Based Anomaly Detection of Heart Rate Variability［J］. Sensors (Basel), 2020, 20(14).

［244］Akbilgic O, Kamaleswaran R, Mohammed A, et al. Electrocardiographic changes predate Parkinson's disease onset［J］. Sci Rep, 2020, 10(1): 11319.

［245］Gentili C, Valenza G, Nardelli M, et al. Longitudinal monitoring of heartbeat dynamics predicts mood changes in bipolar patients: A pilot study［J］. J Affect Disord, 2017, 209: 30-38.

［246］Reinertsen E, Nemati S, Vest AN, et al. Heart rate-based window segmentation improves accuracy of classifying posttraumatic stress disorder using heart rate variability measures ［J］. Physiol Meas, 2017, 38(6): 1061-1076.

［247］Shah AJ, Lampert R, Goldberg J, et al. Posttraumatic stress disorder and impaired autonomic modulation in male twins［J］. Biol Psychiatry, 2013, 73(11): 1103-1110. doi:10.1016/j.biopsych.2013.01.019.

［248］Frasch MG, Shen C, Wu HT, et al. Brief Report: Can a Composite Heart Rate Variability Biomarker Shed New Insights About Autism Spectrum Disorder in School-Aged Children?［J］. J Autism Dev Disord, 2021, 51(1): 346-356.

［249］George CF. Diagnostic techniques in obstructive sleep apnea［J］. Prog Cardiovasc Dis, 1999, 41(5): 355-366.

［250］Mendonca F, Mostafa SS, Ravelo-Garcia AG, et al. A Review of Obstructive Sleep Apnea Detection Approaches［J］. IEEE J Biomed Health Inform, 2019, 23(2): 825-837.

［251］Wang X, Cheng M, Wang Y, et al. Obstructive sleep apnea detection using ecg-sensor with convolutional neural networks［J］. Multimedia Tools and Applications, 2020, 79(23): 15813-15827.

［252］Mashrur FR, Islam MS, Saha DK, et al. SCNN: Scalogram-based convolutional neural network to detect obstructive sleep apnea using single-lead electrocardiogram signals［J］. Comput Biol Med, 2021, 134: 104532.

［253］Mukherjee D, Dhar K, Schwenker F, et al. Ensemble of Deep Learning Models for Sleep Apnea Detection: An Experimental Study［J］. Sensors (Basel), 2021, 21(16).

［254］Attia ZI, Sugrue A, Asirvatham SJ, et al. Noninvasive assessment of dofetilide plasma concentration using a deep learning (neural network) analysis of the surface electrocardiogram: A proof of concept study［J］. PLoS One, 2018, 13(8): e0201059.

［255］Morettini M, Peroni C, Sbrollini A, et al. Classification of drug-induced hERG potassium-channel block from electrocardiographic T-wave features using artificial neural networks[J]. Annals of noninvasive electrocardiology : the official journal of the International Society for Holter and Noninvasive Electrocardiology, Inc, 2019, 24(6): e12679-e12679.

[256]Maille B, Wilkin M, Million M, et al. Smartwatch Electrocardiogram and Artificial Intelligence for Assessing Cardiac-Rhythm Safety of Drug Therapy in the COVID-19 Pandemic. The QT-logs study[J]. Int J Cardiol, 2021, 331: 333-339.

[257]Johannesen L, Vicente J, Mason JW, et al. Differentiating drug-induced multichannel block on the electrocardiogram: randomized study of dofetilide, quinidine, ranolazine, and verapamil[J]. Clin Pharmacol Ther, 2014, 96(5): 549-558.

[258]Johannesen L, Vicente J, Mason JW, et al. Late sodium current block for drug-induced long QT syndrome: Results from a prospective clinical trial[J]. Clin Pharmacol Ther, 2016, 99(2): 214-223.

[259]Hoffmann M, Mösbauer K, Hofmann-Winkler H, et al. Chloroquine does not inhibit infection of human lung cells with SARS-CoV-2[J]. Nature, 2020, 585(7826): 588-590.

[260]Chang D-W, Lin C-S, Tsao T-P, et al. Detecting Digoxin Toxicity by Artificial Intelligence-Assisted Electrocardiography[J]. International journal of environmental research and public health, 2021, 18(7): 3839.

第 **4** 章

AI-ECG 的局限性与挑战

第1节　概述

　　心血管与代谢疾病是造成人类死亡的主要原因之一。目前,临床医生依靠自己分析和机器自动阅读对 ECG 进行评估。但是这些方式只能理解有限数量的特征,无法从中提取出复杂信息。随着 AI 的发展,基于机器学习及深度学习的新算法可以弥补现有的 ECG 分析方法的不足。最近研究也表明,使用 AI-ECG 算法对 ECG 进行检测是可行的。但也需要认识到这些算法具有独特的局限性与挑战。最主要的挑战可以被归类为以下几个方面:职业责任的伦理问题、监测与网络安全、可能出现的歧视性偏差、难以融入临床实践、解释算法的不足及技术困难。本章旨在提高读者对 AI 系统的了解和认识,最终找出可解决当前挑战的方案。

　　随着人口老龄化加剧,ECG 的需求也在不断增加。ECG 是一种简单的诊断工具,可以为心血管疾病的诊断和评估提供宝贵数据,然而解读 ECG 通常是耗时费力的,解读结果也可能会存在误判,与此同时,使用目前体系培训医生从而得到准确的解释也需要大量工作[1]。目前,越来越多的研究聚焦在探究 AI 在医学不同领域的潜在应用,证明了使用监督及非监督学习的机器学习应用于 ECG 的分析是有效果的[2]。例如,监督学习中的人工神经网络及支持向量机可使用一部分标记好的数据来学习分类函数;与之相反,无监督机器学习使用未标记过的数据来学习分类函数[3]。除了机器学习,最近出现的基于深度学习的对 ECG 进行分析的方法也可以应用在不同的例如心血管疾病(如心律失常、心肌病、心脏瓣膜疾病等)和非心血管疾病的临床场景,辅助医生进行诊断、预后和风险分层[4-7]。与机器学习依靠获取经过人工调试得到的特征向量来进行计算不同,深度学习使用端对端对策略从原始数据中学习必要的特征[8]。本章旨在讨论 AI-ECG 的临床意义、局限性和挑战。

(张清鹏)

第2节 临床意义

研究人员已经证明,就心血管疾病症状发作时的节律识别及ECG解读而言,与现有ECG软件相比,AI-ECG的准确性似乎更高[9]。AI-ECG提供的即时风险评估能力可以加快为处于风险中的患者提供早期识别和预防。具体来说,基于AI的ECG分析在肥厚型心肌病(HCM)中显示了很高的准确性[10]。受试者的工作特征AUC为0.98,敏感性为92%,特异性为95%[10]。使用机器学习技术对能量波形ECG进行分析的方法已经被用来识别左心室收缩功能障碍患者[11]。基于AI的ECG分析还可以被用来筛查扩张型心肌病患者的近亲患病风险[12]。

AI分析也可用于急诊科就诊的呼吸困难患者,基于AI的ECG分析可以识别出由左心室收缩功能障碍引起呼吸困难的患者,并且其表现也优于NT-proBNP[13]。AI还可以被用来识别可能从口服抗凝治疗中受益的不明原因栓塞性卒中患者。就房颤而言[14],与深度学习算法相比,传统的算法由于无法准确检测P波,无法提供丰富的数据特征[15],因此可信度较低。而深度学习算法可通过了解参数之间存在的关系来整体查看信号的复杂性[15]。对于瓣膜疾病,AI-ECG分析也被医生作为一种筛查工具来使用,用来鉴别社区中中度至重度的主动脉瓣狭窄患者[16]。从长远来看,AI-ECG在为医务人员提供数据驱动的临床决策支持方面有着很大的潜力。

基于AI的ECG数据分析除了应用于心血管疾病的管理,还可用于其他疾病的管理。具体来说,深度学习模型已经被用来筛查脓毒症[17]。基于机器学习的ECG分析识别高血糖症的AUC为94.5%,敏感性为87.6%,特异性为85%[18]。这种方法同时被用于包括心血管疾病和脑血管动力学的生理参数的无创评估中[19]。另外,AI-ECG与常规血液化学相结合的系统也可以帮助早期诊断甲状腺周期性瘫痪,这也可以用来确定患者的ECG年龄[5,20]。

此外,最近的研究也表明,使用深度学习模型和ECG来评估电解质失衡[21]是一种可行且经济的方法,数据可以通过可穿戴设备轻松获取。电解质失衡是许多代谢性疾病的重要指标,例如尿崩症和甲状旁腺功能亢进[22]。COVID-19流行期间,AI-ECG分析被发现可以实现很高的阴性预测率,因此可用来作为快速筛查工具识别健康人群[23]。

(钟卓洮 李懿恩)

第3节　局限性与挑战

一、职业责任

尽管 AI-ECG 潜力巨大,但在临床试验层面,仍有许多问题。医学领域评估是否成功的框架是强制性的[24],因此如果发生了并发症或者医疗事故,由于医生和 AI 系统都与之有关,其中的因果关系就变得比较复杂。而伴随着 AI 越来越多地参与临床决策,从业者与患者的信任关系也会受到挑战。另一个重要伦理问题是如果做出了错误的决定,医生的职业责任该如何判定[25]。此外,算法容易出现一些随机错误,但对于一些缺乏经验的临床医生来说,他们可能会盲目相信这些 AI 算法的诊断。从法律层面而言,适用于如今的医疗产品的评判框架可能不太适用于鉴定 AI 的责任。需要说明的是,开发 AI 算法的公司也应该像其他医疗产品一样严格地提供适应证及不良反应。

二、歧视性偏差

由于缺陷数据集的性质,AI 算法常常会受制于特定患者群组。这可以被归类于 3 个主要原因:由于某些类型样本过多导致的模型偏差;由于某些类型过少导致的模型差异;由于某些未观测到的变量的不良影响带来的噪声[26]。由于不同种族之间的 ECG 特征不同,深度学习算法的通用性可能也会因此受到相应的影响[27]。由于对于电子数据的依赖,一些数据的丢失和无法获取也是不可避免的,这些问题都有可能导致算法错误解释某些数据。例如,对于某些特定的人口群组可能数据较少[28]。这些系统还有可能会将缺乏医疗保健使用或者样本量较少的数据误读为需要较低的疾病负担。同样的,从可穿戴设备手机得到的数据也可能使得样本偏向于具有经济社会优势的个体。

大学医院开发出来的算法使用的样本数据大多数来自西方国家年轻的高收入群体[28],因此,这也可能会导致对数据的偏差解释,而不是得到一个对整体人群的整体解释。所以,数据的不丰富也可能会加速社会收入的不平衡。有趣的是,Noseworthy 等的研究证明了即使使用同质人群来开发算法[27],由深度学习得到的结果也不会被种族影响。这表明了算法系统与种族之间还有着不可预测的关系。

然而,如果可以修改来自单一机构的算法,并且将其与代表着更加多样的种族与社会经济的样本数据进行结合,这个问题就可以得到解决。因此,为了验证这个方法,研究人员不但必须严格审查以确保样本代表了不同社会阶层,而且需要识别数据分析过程中存在的潜在的歧视。

三、监测与网络安全

监管的政府当局需要对特定算法的安全性和准确性进行监测。与其他医疗产品相比,因为系统的升级会影响算法的表现,所以对 AI 算法的监测更加重要,同时还要积极保护患者的权利和个人数据。此外,AI 的日益拟人化还可能会带来潜在的安全风险和道德问题[29]。因此,传统的评估程序可能变得无效。最后,因为 AI 算法可能会受到黑客攻击[30,31],网络安全也成了另一个值得注意的问题。几乎所有 AI 架构的各个模块,包括最开始的数据输入、人机协作到最后的数据训练过程,都有可能受到网络攻击[29]。与传统的 IT 系统相比,AI 系统的特性带来了独特的网络漏洞[29]。

针对 AI 系统的攻击有 4 种常见类型[29]:首先,攻击者可以调节分类模型和调整最终 AI 算法的输出;其次,输入 AI 系统的数据可能会因为将错误数据与实际数据混合而被污染,这将会显著减慢 AI 训练的过程;再次,通过逆向工程,攻击者可以实施多次对抗性攻击并且创建仿冒系统;最后,通过数据污染将现存的分类和数据集进行覆盖,从而秘密进行后门攻击。近些年,美国 FDA 在为 AI 的医疗使用制定严格的监管框架方面取得了长足进步[32]。此外,在保护电子卫生领域方面通过开发网络攻击检测系统等方法做出了相当大的努力。

(刘 彤 吕知恒)

第4节 临床实践转化

一、转化为临床实践

在 ECG 分析中应用 AI 仍然需要注意一些具体的挑战。在目前的 AI 医学研究中,使用的 ECG 数据集质量较高,研究的人群比较好分型,研究的疾病也容易被定义。但在真实世界的研究中,常常无法对人口进行良好的表型分析,这会导致特定算法发布的结果与真实世界的临床研究之间的性能存在明显的差异。此外,在真实世界中,ECG 数据的质量也不尽相同。另一个限制是将算法结果的解释与当前的临床实践相结合。除了对提出的算法进行测试和验证之外,还需要在现有诊断和预后工具的指导下对其结果的解释进行更多的研究。临床医生必须接受培训,了解如何理解来自 AI 算法的信息,这是研究论文中经常被忽视的一个方面。由于存在众多的 AI-ECG 算法,每种算法用于检测心血管疾病的方法都不相同。因此,客观地比较其对不同人群的有效性并确定每个 AI-ECG 算法的相对价值是具有挑战性的。在不久的将来,可以设计一个 AI 课程和培训计划从而让从业者有效地将 AI 整合到他们的临床实践中。

二、缺乏可解释性

除了让使用操作 AI 模型的人员对产生的结果进行解释较为困难外,还需要进一步地研究 AI 算法如何得到其结果,而这个现象常常被命名为黑匣子问题。为了达到最佳的特征表示,研究人员会将大量的、有时可达上百万的参数输入 AI 模型[8]。这也意味着研究人员无法确定算法使用到的 12 导联 ECG 的特征是哪些[33]。尽管深度学习模型有着优越的性能,但现在还没有明确的理论能够解释高性能的原因[34]。据我们所知,在机器学习领域仍然没有关于如何定义 AI 可解释性的普遍共识[35]。即使科学家可以在没有充分了解计算过程的情况下理解架构或者基本的数学原理,但这一缺陷仍然会降低算法的透明度和可信度[34]。因此,无法量化的偏差可能会阻止临床医生应用这些算法,尤其是不正确的结果可能会导致致命的后果。尽管可解释性技术可以解决黑匣子问题中的一些问题,但这些模型的使用仍然有着很多限制[36]。其中的很多模型都是最近才研发出来的,还未经过严格的外部验证[37]。截至目前,AI 系统的随机对照试验仍然是有限的[38]。只有清楚地掌握要使用的算法的可解释性,临床医生才可能发现系统性错误,追溯决策过程,避免盲目信任。目前,快速进展的算法可解释性研究的目的是增强临床医生的信心[39]。而现在已经有一些通用框架用来解释使用 12 导联 ECG 的 AI-ECG 算法分类结果[8]。此外,研究还正试着将 AI-ECG 的性能与其他成熟的 AF 风险评分模型进行比较,比如基因组流行病学 AF(CHARGE-AF)中心脏和衰老研究评分[37,40]。

三、后勤挑战

机器学习算法需要大量高质量的数据才能提供准确的结果,而这个要求限制了开发适用于罕见病管理的算法,主要原因是获得充足的数据比较困难,不完整、异构、充满噪声或模糊的数据由于存在数据缺失、冗余或是稀疏[41]等问题,大大影响了数据质量,带来了额外的挑战。但是,多中心的合作可以克服这个问题。采用统一的数据格式(例如快速医疗保健互操作性资源)可以改善数据的聚合问题[34]。大多数现有的算法都比较复杂,因此,这些模型在现有的医疗机构中的落地受到了限制,如编码定义、EHR系统、管理程序、实验室设备和临床操作中的差异限制了数据的通用性[38]。这些问题限制了AI模型在临床,尤其是便携设备中的广泛应用。压缩技术可以解决这些问题,但也会带来模型精确度上的下降。针对特定地点进行针对性的训练是一种可行的过渡方法。

(张清鹏　谢家伟)

第5节　总结

总而言之,基于AI的ECG分析正在变革医疗系统在心脏病学和非心脏病学中的诊断和预后服务。同时,它也为医务人员和制造商带来了许多新的责任、技术和透明度上的问题。为了确保AI可以安全地提升医疗保健服务的质量,一个规范AI算法实施的框架是不可或缺的。科学家也必须认识到AI-ECG分析存在的潜在偏见、后勤挑战等局限性,并积极设计干预措施来排除不良后果的干扰。通过这些措施,AI才可以在全球范围内的临床实践中实施。现在还需要进一步的研究来探明这项创新中可能存在的任何不确定性。

(张清鹏)

参考文献

[1]Bickerton M, Pooler A. Misplaced ECG electrodes and the need for continuing training. British[J] Journal of Cardiac Nursing, 2019,14(3):123-132.

［2］Minchole A, Camps J, Lyon A, et al. Machine learning in the electrocardiogram［J］. Journal of electrocardiology, 2019,57:S61-S64.

［3］Krittanawong C, Zhang H, Wang Z, et al. Artificial intelligence in precision cardiovascular medicine［J］. Journal of the American College of Cardiology, 2017,69(21):2657-2664.

［4］Lee S, Zhou J, Jeevaratnam K, et al. Paediatric/young versus adult patients with long QT syndrome［J］. Open Heart, 2021,8(2):e001671.

［5］Lima E, Ribeiro AH, Paixão GM, et al. Deep neural network estimated electrocardiographic-age as a mortality predictor［J］. medRxiv,2021,12(1):5117.

［6］Siontis K, Noseworthy PA, Attia ZI, et al. Artificial intelligence-enhanced electrocardiography in cardiovascular disease management［J］. Nature Reviews Cardiology, 2021,18(7):465-478.

［7］Tse G, Lee S, Zhou J, et al. Territory-Wide Chinese Cohort of Long QT Syndrome: Random Survival Forest and Cox Analyses［J］. Front Cardiovasc Med, 2021,8:608592.

［8］Bodini M, Rivolta MW, Sassi R. Opening the black box: interpretability of machine learning algorithms in electrocardiography［J］. Philosophical Transactions of the Royal Society A, 2021, 379(2212):20200253.

［9］Kashou A, Mulpuru SK, Deshmukh AJ, et al. An artificial intelligence-enabled ECG algorithm for comprehensive ECG interpretation: Can it pass the "Turing test"? Cardiovascular Digital Health Journal, 2021,2(3):164-170.

［10］Siontis K, Liu K, Bos JM, et al. Detection of hypertrophic cardiomyopathy by an artificial intelligence electrocardiogram in children and adolescents［J］. International Journal of Cardiology,2021,340:42-47.

［11］Potter E, Rodrigues CH, Ascher DB, Abhayaratna WP, Sengupta PP, Marwick TH. Machine Learning of ECG Waveforms to Improve Selection for Testing for Asymptomatic Left Ventricular Dysfunction［J］. JACC: Cardiovascular Imaging. 2021,14(10):1904-1915.

［12］Shrivastava S, Cohen-Shelly M, Attia ZI, et al. Artificial Intelligence-Enabled Electrocardiography to Screen Patients with Dilated Cardiomyopathy［J］. The American Journal of Cardiology,2021,155:121-127.

［13］Adedinsewo D, Carter RE, Attia Z, et al. Artificial intelligence-enabled ECG algorithm to identify patients with left ventricular systolic dysfunction presenting to the emergency department with dyspnea［J］. Circulation: Arrhythmia and Electrophysiology,2020,13(8):e008437.

［14］Rabinstein A, Yost MD, Faust L, et al. Artificial Intelligence-Enabled ECG to Identify

Silent Atrial Fibrillation in Embolic Stroke of Unknown Source[J]. Journal of Stroke and Cerebro-vascular Diseases, 2021,30(9):105998.

[15]Real-life application of Artificial Intelligence for ECG analysis[J]. Cardiologs. 2021.

[16]Cohen-Shelly M, Attia ZI, Friedman PA, et al. Electrocardiogram screening for aortic valve stenosis using artificial intelligence[J]. European Heart Journal, 2021, 42(30):2885-2896.

[17]Kwon JM, Lee YR, Jung MS, et al. Deep-learning model for screening sepsis using electrocardiography[J]. Scand J Trauma Resusc Emerg Med. 2021;29(1):145.

[18]Cordeiro R, Karimian N, Park Y. Hyperglycemia Identification Using ECG in Deep Learning Era[J]. Sensors, 2021,21(18):6263.

[19]Sadrawi M, Lin YT, Lin CH, et al. Non-Invasive Hemodynamics Monitoring System Based on Electrocardiography via Deep Convolutional Autoencoder[J]. Sensors, 2021, 21(18):6264.

[20]Lin C, Lin CS, Lee DJ, et al. Artificial Intelligence-Assisted Electrocardiography for Early Diagnosis of Thyrotoxic Periodic Paralysis[J]. Journal of the Endocrine Society, 2021,5(9):bvab120.

[21]Kwon J, Jung MS, Kim KH, Jet al. Artificial intelligence for detecting electrolyte imbalance using electrocardiography[J]. Annals of Noninvasive Electrocardiology, 2021, 26(3):e12839.

[22]Papi G, Corsello SM, Pontecorvi A. Clinical concepts on thyroid emergencies[J]. Frontiers in endocrinology, 2014,5:102.

[23]Attia Z, Kapa S, Dugan J, et al. Rapid Exclusion of COVID Infection With the Artificial Intelligence Electrocardiogram[J]. Mayo Clinic Proceedings, 2021,96(8):2081-2094.

[24]Bazoukis G, Hall J, Loscalzo J, et al. The Augmented Intelligence in Medicine: A Framework for Successful Implementation[J]. Cell Reports Medicine, 2022, 3:100485.

[25]Price W, Gerke S, Cohen IG. Potential liability for physicians using artificial intelligence[J]. JAMA, 2019,322(18):1765-1766.

[26]Barocas S, Selbst AD. Big data's disparate impact[J]. California Law Review, 104 2016,104:671.

[27]Noseworthy P, Attia ZI, Brewer LC, et al. Assessing and mitigating bias in medical artificial intelligence: the effects of race and ethnicity on a deep learning model for ECG analysis[J].

Circulation: Arrhythmia and Electrophysiology, 2020, 13(3):e007988.

[28]Gianfrancesco M, Tamang S, Yazdany J, et al. Potential biases in machine learning algorithms using electronic health record data[J]. JAMA internal medicine, 2018, 178(11):1544–1547.

[29]Pupillo Lorenzo, Fantin Stefano, Afonso Ferreira, Polito Carolina. Artificial Intelligence and Cybersecurity: Technology, Governance and Policy Challenges[J]. Centre for European Policy Studies (CEPS), 122 p., 2021, 978–94–6138–785–1.

[30]LLC M. MW is Short St. Jude Medical (STJ:US)[M]. Muddy Waters Research, 2016.

[31]Klonoff D, Han J. The first recall of a diabetes device because of cybersecurity risks[J]. Journal of diabetes science and technology, 2019, 13(5):817–820.

[32]Food and Drug Administration. Proposed regulatory framework for modifications to artificial intelligence/machine learning (AI/ML)-based software as a medical device (SaMD)[S]. 2019.

[33]Somani S, Russak AJ, Richter F, Zhao S, Vaid A, Chaudhry F, De Freitas JK, Naik N, Miotto R, Nadkarni GN, Narula J. Deep learning and the electrocardiogram: review of the current state-of-the-art. EP Europace. 2021, 23(8):1179–1191.

[34]Mandel J, Kreda DA, Mandl KD, et al. SMART on FHIR: a standards-based, interoperable apps platform for electronic health records[J]. Journal of the American Medical Informatics Association, 2016, 23(5):899–908.

[35]Rudin C. Stop explaining black box machine learning models for high stakes decisions and use interpretable models instead[J]. Nature Machine Intelligence, 2019, 1(5):206–215.

[36]Petch J, Di S, Nelson W. Opening the black box: the promise and limitations of explainable machine learning in cardiology[J]. Can J Cardiol, 2022, 38(2):204–213.

[37]Khurshid S, Friedman S, Reeder C, Di Achille P, Diamant N, Singh P, Harrington LX, Wang X, Al-Alusi MA, Sarma G, Foulkes AS. Electrocardiogram-based deep learning and clinical risk factors to predict atrial fibrillation[J]. Circulation, 2021, 144(2):122–133.

[38]Kelly C, Karthikesalingam A, Suleyman M, Corrado G, King D. Key challenges for delivering clinical impact with artificial intelligence[J]. BMC medicine, 2019, 17(1):1–9.

[39]Doshi-Velez F, Kim B. Towards a rigorous science of interpretable machine learning. arXiv preprint arXiv:1702.08608. 2017.

[40]Christopoulos G, Graff-Radford J, Lopez CL, et al. Artificial Intelligence-Electrocardiog-

raphy to Predict Incident Atrial Fibrillation: A Population-Based Study[J].Circulation: Arrhythmia and Electrophysiology，2020，13(12):e009355.

[41]Griffin F. Artificial Intelligence and Liability in Health Care[J]. Health Matrix，2021，31:65.

第 **5** 章

AI-ECG 的前景与展望

　　1924 年，Willem Einthoven 凭借证明 ECG 可以检测心脏的生物信号而获得了诺贝尔生理学或医学奖。此后，ECG 就一直作为一种易得的、成本低的、非侵入性的方式被用来检测心脏功能和心脏疾病风险诊断。20 世纪 50 年代起，模拟数字转换器的出现使得 ECG 信号的处理和数字化过程成为可能[1]，也使得借助计算机使用算法来自动提取、分析和解释 ECG 信号成为现实[2]。进入 21 世纪，随着时代的进步，已到了大数据和 AI 的时代。此时多源电子数据应运而生，医疗领域出现了多种用以记录临床诊断过程的大规模电子医疗记录数据（如海量 ECG 数据）。这些海量 ECG 数据为我们在数据驱动的心脏病风险诊断领域的技术革新打下了坚实的基础。传统的以统计模型为代表的心脏病分析方式在如今的新形势下显得有些力不从心。随着以图形处理器为代表的硬件计算能力的快速提升，以深度学习为代表的 AI 技术迎来了自己大展拳脚的时代。与过去所应用的基于 ECG 的心脏病风险诊断技术相比较，新应用的技术不仅带来了心脏病风险诊断准确性上的提升，还产生了一系列新的应用场景，包括基于 ECG 数据的智能手环等。更为欣喜的是，医生还可以利用所得到的新数据来对已有的心脏病风险诊断模型进行持续优化和更新，从而得到动态的疾病风险诊断预测模型。本章通过对过去的文献进行分析，认为在 ECG 上应用的 AI 技术有以下几方面的前景。

一、可解释性模型

　　尽管目前 AI 在 ECG 领域取得了长足的进步，一些深度学习算法在预测某些特定疾病方面也有着较高的精确度，但深度学习黑匣子的特性还是限制了其大规模的推广和应用。目前所应用的深度学习或者机器学习大多都存在着黑匣子问题，即缺乏解释性。研究人员可以利用深度学习模型得到比较好的结果，但仍然无法准确理解现如今的算法在特征选择方面是如何进行的[3]。尤其是在医疗领域，当人们面对着生死攸关的抉择时，机器学习技术存在的黑匣子问题也就变得更加令人担忧。尽管某些机器学习的算法能够很准确地预测结果，但由于人们难以理解算法中的逻辑关系，即使效果再好，对于临床医生而言，他们也很难完全相信机器学习算法所得出的最终结果[3,4]。Attia 等研究者[5]探究了能否利用 AI 和特定的深度神经网络在对 ECG 进行信号分析时使用人工选择的特征对结果进行解释，同时作者还试着对可解释性进行量化，将 AI 模型预测结果与专家人工标记的结果进行比较。作者使用了典型相关分析来量化神经网络与人工分别选择的共有特征的信息，最后作者得出结论：神经网络所选出的特征与专家选出的特征有较强的相关性。此外,随着结构化数据逐渐吸引了研究人员的注意力,图模型因为具有较好的可解释性也慢慢开始受到关注,在未来的研究中,将共病网络和患者的电子健康档案包括ECG数据结合在一起来构建可解释模型是一条值得探索的路线。

二、数据集

目前所进行的研究使用的数据集大体可以分为两类,一类是公开的数据集比如MIT-BIH,使用这类数据集的研究特点是精确度很高,但是由于目前的绝大多数研究针对的是某一种特殊的疾病,而这类研究所针对的特殊疾病在相对应的数据集中存在的数据量较小,训练出的模型往往会产生过拟合的情况[6-8]。有些研究是采用独有的数据集,所提取并且使用的数据量比较充足,但这些研究也存在着各种各样的不足,比如只在一个医疗中心进行,对于不同地域的多医疗中心的问题探究得不够充足[9]。数据集不充分、数据量不丰富使得到的结果无法用来验证对于不同地区是否可行[4,10]。而由于数据集较小,得到的结果也无法证明使用模型标记是否会优于人工标记的结果。对于某些可穿戴设备的研究,由于可穿戴设备提供的数据噪声太大,给训练模型带来了不小的困难[11]。同时,机器学习在选择数据集时也存在偏差,例如研究人员在采样和对数据集进行选择时存在的偏差[3]。因此在未来的研究中仍然需要较高质量的数据集。

三、临床试验验证

尽管AI技术为我们对于某种疾病的预测提供了全新的方法,但是对于预测模型的评估已有一套成熟的框架,而所有模型,包括AI模型在内,都必须遵从这套框架。任何预测模型都需要有准确的预测结果,以及在大规模的异质人口中经过富有前瞻性的临床试验,并且在临床诊断结果方面有提升,这样才能证明该模型是临床可行的。为了检验模型的预测能力,区分度和校准度都需要同时被检验。目前的AI研究中常常重视的是使用判别矩阵对模型进行评估,而常常忽视了模型的校准能力。校准能力可以反映一个模型对于预测事件发生的概率与观测到的事件发生频率之间的近似程度,它是通过绘制实际观察到的事件频率与样本每个十分位数的平均预测概率来进行评估的。对于临床实践来说,一个可靠的模型需要同时具备良好的区分度和适当的校准度[12]。而对于某些可穿戴设备来说,研究必须在真实的环境下来进行才能知道所使用的算法是否适合。总之,由于真正的临床实践比实验模拟要复杂很多,即使在试验情况下深度神经网络可以比较准确地得到结果,研究人员仍然也需要开展严谨且大量的实验,才能够验证得到的算法是不是真正可靠。比如在梅奥诊所研究人员进行的研究中,利用了深度神经网络来分辨患有高血钾症的患者,虽然得到了 AUC 为 0.853 准确性的结果,但最终的结果在特异性方面比较低,得到的结果中存在着 42% 的假阳性结果,而这些在临床实践时可能会为患者带来不必要的紧张和不便。造成假阳性的原因可能有很多,而这需要在严谨的试验中对存在的问题进行再探索和优化[13]。

四、人工标记方法

人工标记的不准确会影响机器学习的算法所得到的结果[14]。对于一些诊断标准以下的疾病,比如淀粉样变性[15],由于这种疾病的特殊性,在对照组里也可能存在未被发现的疾病,因此人工标记的不准确也会影响得到的结果。在人工标记无法提升更高精度的情况下,我们可以使用将 ECG 数据与其他数据相结合的办法来提升模型的准确性,如将 ECG 与心内电记录、成像技术等方式协同应用,来改善患者的风险分层精度[16];或者将 ECG 与其他生物学的相关知识和数据结合,从而提升模型的表现[17]。对于不同的但是相近的疾病,由于缺乏准确的标签,使得研究人员无法得到更多种疾病的分类结果。同时,目前的研究大多只是集中在某一类疾病的诊断,在人工标记过程中对 ECG 的标签也只是局限在某一种疾病上,因此得到的 AI 模型也只能判断某一种疾病,在临床实践中还有着不小的局限性,训练出可以综合性地判断患者 ECG 中存在的问题乃至给出诊疗建议的算法也是未来的研究方向[18]。

五、辅助医生和帮助患者

展望未来,根据应用场景的不同,所需要的新技术也不相同,但重要的是研究人员需要厘清所构建的模型的目的不是为了取代医生,而是辅助医生或患者(图5.1)。在辅助医生方面,可以应用于疾病预防[19,20]、疾病诊疗[18,21-23]和预后管理,如发表在 *Nature Communications* 上的一篇文章,Lima[24]将使用深度学习网络处理 ECG 后预测得到的年龄数据与患者实际年龄做对比,证明可以通过使用 ECG 来辅助医生做出死亡率的预测,提供额外的预后信息。对于患者来说,可以应用于自我检测与自我诊断[25-27]。

对于特定的应用场景比如可穿戴设备,这些便携式仪器所能够提供的 ECG 数据

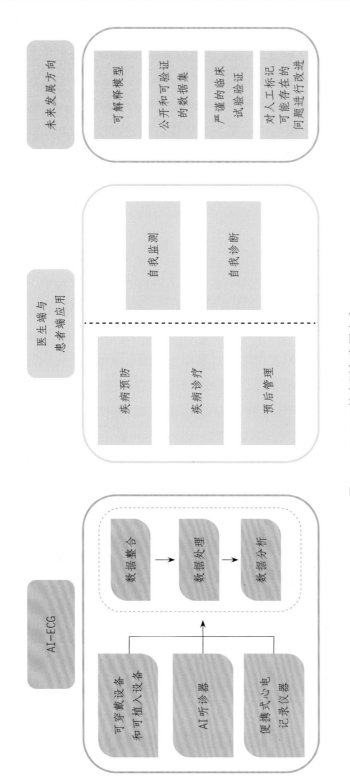

图 5.1 AI-ECG 的应用与发展方向。

与传统的在医院所能够测得的数据有显著差别,能够提供长时间的 ECG 数据(随时随地提供数据,比如提供穿戴者一天中不同时间段的 ECG 数据),而不是短时间的,因此通过相同的测绘方法获取 ECG 数据,便携式设备能提供长时间的包含更多信息的 ECG 数据,这样基于更丰富信息的 AI 算法也会有更好的表现。但是目前智能手表等可穿戴设备产生的 ECG 是通过单导联或多导联方法获得的,而医院的心电记录仪器往往是 12 导联方法获得的 ECG 数据,12 导联 ECG 数据包含更多信息,更能描述心脏的电信号活动,因此也更有利于 AI 方法的运用。为了让便携式设备在个体健康管理领域发挥更大的作用,在考虑舒适性与安全性的同时开发新一代具有更有效测绘方法的心电记录设备非常具有前景,比如嵌入传感器的纺织品[28]。ECG 数据中往往包含在测量过程(设备精度、测量操作等)产生的误差(噪音),因此需要更加精准的仪器设备来获得 ECG 数据,需要更有效的降噪算法和模型来提取出更多准确的心电信号[29]。

同时对于特定的疾病,根据发表在 *Nature Reviews Cardiology* 上的一篇文章,可以将 AI-ECG 在未来的应用总结为以下几个方面[30]。

• 房颤:超越 CHA2DS2-VASc 评分,可以将卒中的 ECG 标志物风险与基于电子健康记录的临床信息、成像和生物标志物相结合;节律模式识别,利用可植入和可穿戴心血管电子设备来预测房颤事件;使用 AI 增强的 ECG 指引阵发性房颤患者使用“口袋药丸”,如指引患者口服抗凝药或 IC 类抗心律失常药物;基于智能手机的 QT 间期监测,用于开始或者长期服用索他洛尔、多非利特或其他可能影响初始再极化药物的患者。

• 心脏性猝死:确定哪些患者应该植入植入式心律转复除颤器,可以与临床数据和影像标记相结合。

• 基于连续的 ECG 动态数据,预测充血性心力衰竭的恶化程度,从而防止急诊就诊和住院。

• 对患有心力衰竭、心脏瓣膜病和肺动脉疾病的患者进行严重程度的判断和分期,用来辅助医生对高血压患者做出临床决策、预后和监测。

• 对心绞痛和压力 ECG 分析,辅助医生挑选出如果使用有创动脉评估,以及可能的干预后会从中受益的高风险患者。

作为精准医疗的一个重要组成部分,数字孪生不仅可以用于辅助诊断、辅助治疗、预后评估,而且在临床试验和医疗设备的测试升级等领域也有用武之地[31]。得益于通信技术的快速发展,各种设备之间信息的交换变得更加便捷,因此通过使用计算机来分析海量个人数据从而构建个性化数字孪生也成为可能。从不同设备获得的包括个人数据信息、个人生理病理信息(基因序列、基因表达水平和个人健康状况)到生活环境、生活习惯等信息,都可以被用于训练机器学习模型[32-34];得到数据之后,再通过结合物理模型与机器学习模型构建个性化数字孪生[31]。通过分析患者的各种数据,个性化数字孪生能够实时反映患者真实的健康状况,这为医生诊断疾病提供了帮助。比如,可以通过物理模型拟合舒张期压力数据和图像来评估左心室心肌僵硬和衰减的舒张活动张力[35,36];或者在患者接受治疗前,可以使用在数字孪生上的模拟试验来评估疗法的效果,从而帮助医生找到更适合患者实际情况的疗法;对于心肌梗死伴室性心动过速的消融指导的改进,借助患者的数字孪生,在临床手术前,医生就可以定位出患者特异性最佳靶点[37]。数字孪生也可被用来评估患者预后的风险,并为患者的日常生活提供指导和帮助。比如借助数字孪生医生对肥厚性心肌病患者进行风险评估,对于参加某些运动时不同风险等级的患者给出相应的建议,从而减少患者运动性猝死的风险[38]。数字孪生还可以参与产品的研发,得到的模拟结果可以被用于补充非临床试验,即引入虚拟患者以增强临床试验。比如,美国FDA接受在人造胰腺控制策略研究中使用计算机模拟结果作为临床前动物试验的替代品[39]。ECG信号作为对个体心脏健康状况的一种描述,是个性化数字孪生的重要组成部分。随着数字孪生技术的不断发展,ECG数据将随着数字孪生的普及在精准医疗和科研探索领域发挥重要作用。

六、总结与展望

尽管相较于其他如图像识别、语音识别、文字处理等领域,应用在医学领域的AI技术仍然相对较新,但AI技术在医疗领域的进展仍然受到了众多的关注。应用在ECG领域的AI方兴未艾,我们正在见证一个崭新的AI-ECG时代。最近的AI-ECG技术展现了使用机器学习来提升检测准确度和可信度的潜力,从而最终可以帮助医生提升临床诊断的质量和高质量医疗的可达度。而与此同时,在硬件方面的进步也帮助我们可以开始思考如何重塑患者的诊疗过程。尽管这些技术目前仍有缺憾,但我们相信,就应用在ECG上的AI算法而言,研究人员通过解决模型的可解释性,提供高质量可验证的数据集,对人工标记存在的问题进行改进,经过审查、检验、验证,以及对医生经过严格的培训,AI-ECG 将更有希望变革临床诊疗领域,为医生和患者均可带来巨大的帮助。放眼未来,我们欣喜地看到 AI-ECG 有着光明的前景。

(吕知恒　田　略　周建栋　张清鹏)

参考文献

[1]Taback, L., et al. Digital recording of electrocardiographic data for analysis by a digital computer[J]. IRE Transactions on Medical Electronics, 1959(3): 167-171.

[2]Caceres, C.A., et al. Computer extraction of electrocardiographic parameters[J]. Circulation, 1962,25(2): 356-362.

[3]Somani, S., et al. Deep learning and the electrocardiogram: review of the current state-of-the-art[J]. EP Europace, 2021, 23(8): 1179-1191.

[4]Ko, W.-Y., et al. Detection of hypertrophic cardiomyopathy using a convolutional neural network-enabled electrocardiogram[J]. Journal of the American College of Cardiology, 2020, 75 (7): 722-733.

[5]Attia, Z.I., G. Lerman, et al. Deep neural networks learn by using human-selected electrocardiogram features and novel features[J]. European Heart Journal-Digital Health, 2021, 2(3): 446-455.

[6]Jahmunah, V., et al. Automated detection of coronary artery disease, myocardial infarction and congestive heart failure using GaborCNN model with ECG signals[J]. Computers in biology and medicine, 2021,134: 104457.

[7]Chiou, Y.-A., C.-L. Hung, et al. AI-Assisted Echocardiographic Prescreening of Heart Failure With Preserved Ejection Fraction on the Basis of Intrabeat Dynamics[J]. JACC: Cardiovascular Imaging, 2021, 14(11): 2091-2104.

[8]Fu, L., et al. Hybrid network with attention mechanism for detection and location of myocardial infarction based on 12-lead electrocardiogram signals[J]. Sensors, 2020,20(4): 1020.

[9]Kwon, J.m., et al. Artificial intelligence for detecting electrolyte imbalance using electrocardiography[J]. Annals of Noninvasive Electrocardiology, 2021,26(3): e12839.

[10]Ware, P., et al., Implementation and evaluation of a smartphone-based telemonitoring program for patients with heart failure: mixed-methods study protocol[J]. JMIR research protocols, 2018,7(5): e121.

[11]Bax, J.J., P. van der Bijl, et al. Machine learning for Electrocardiographic Diagnosis of Left Ventricular Early Diastolic Dysfunction[J]. J Am Coll Cardiol, 2018, 71(15): 1661-1662.

[12]Liu, Y., et al. How to read articles that use machine learning: users' guides to the medi-

cal literature[J]. Jama, 2019, 322(18):1806–1816.

[13]Galloway, C.D., et al. Development and validation of a deep-learning model to screen for hyperkalemia from the electrocardiogram[J]. JAMA cardiology, 2019,4(5): 428–436.

[14]Hannun, A.Y., et al. Cardiologist-level arrhythmia detection and classification in ambulatory electrocardiograms using a deep neural network[J]. Nature medicine, 2019,25(1): 65–69.

[15]Goto, S., et al. Artificial intelligence-enabled fully automated detection of cardiac amyloidosis using electrocardiograms and echocardiograms[J]. Nature communications, 2021,12(1): 1–12.

[16]Miao, F., et al. Continuous blood pressure measurement from one-channel electrocardiogram signal using deep-learning techniques[J]. Artificial Intelligence in Medicine, 2020,108: 101919.

[17]Zhang, Y., et al. Study of cuffless blood pressure estimation method based on multiple physiological parameters. Physiological Measurement, 2021, 42(5):055004.

[18]Lih, O.S., et al. Comprehensive electrocardiographic diagnosis based on deep learning [J]. Artificial intelligence in medicine, 2020,103: 101789.

[19]Al-Zaiti, S., et al. Machine learning-based prediction of acute coronary syndrome using only the pre-hospital 12-lead electrocardiogram[J]. Nature communications, 2020,11(1): 1–10.

[20]Avanzato, R. and F. Beritelli, Automatic ECG diagnosis using convolutional neural network[J]. Electronics, 2020,9(6): 951.

[21]Lee, S., et al. Temporal variability in electrocardiographic indices in subjects with Brugada patterns[J]. Frontiers in physiology, 2020,11: 953.

[22]Tse, G., et al. Automated electrocardiogram analysis identifies novel predictors of ventricular arrhythmias in Brugada syndrome[J]. Frontiers in cardiovascular medicine, 2021,7: 399.

[23]Tse, G., et al. Incorporating latent variables using Nonnegative matrix factorization improves risk stratification in Brugada syndrome [J]. Journal of the American Heart Association, 2020,9(22): e012714.

[24]Lima, E.M., et al. Deep neural network-estimated electrocardiographic age as a mortality predictor[J]. Nature Communications, 2021,12(1): 5117.

[25]Soh, D.C.K., et al. A computational intelligence tool for the detection of hypertension using empirical mode decomposition[J]. Computers in biology and medicine, 2020,118: 103630.

[26]Marston, H.R., et al. Mobile self-monitoring ECG devices to diagnose arrhythmia that coincide with palpitations: A scoping review[J]. Healthcare(Basel). 2019, 7(3): 96.

[27]Reading, M., et al. Factors influencing sustained engagement with ECG self-monitoring: perspectives from patients and health care providers[J]. Applied clinical informatics, 2018,9(4): 772–781.

[28]Tripathi, P.M., et al. A Review on Computational Methods for Denoising and Detecting ECG Signals to Detect Cardiovascular Diseases [J]. Archives of Computational Methods in Engi-

neering, 2021: 1-40.

[29]Nigusse A B, Mengisite D A, Malengier B, et al. Wearable Smart Textiles for Long-Term Electrocardiography Monitoring —A Review[J]. Sensors, 2021,21(12): 4174

[30]Siontis, K.C., et al. Artificial intelligence-enhanced electrocardiography in cardiovascular disease management[J]. Nature Reviews Cardiology, 2021,18(7): 465-478.

[31]Corral-Acero J, Margara F, Marciniak M, et al. The "Digital Twin" to enable the vision of precision cardiology[J]. European heart journal, 2020,41(48): 4556-4564.

[32]Khoury M J. Precision medicine vs preventive medicine[J]. Jama, 2019, 321(4): 406

[33]Noble D. Evolution beyond Neo-Darwinism: a new conceptual framework[J]. Journal of Experimental Biology, 2015, 218(1): 7-13.

[34]Lamata P. Teaching cardiovascular medicine to machines[J]. Cardiovascular research, 2018, 114(8): e62-e64.

[35]Xi J, Lamata P, Niederer S, et al. The estimation of patient-specific cardiac diastolic functions from clinical measurements[J]. Medical image analysis, 2013, 17(2): 133-146.

[36]Wang Z J, Wang V Y, Bradley C P, et al. Left ventricular diastolic myocardial stiffness and end-diastolic myofibre stress in human heart failure using personalised biomechanical analysis [J]. Journal of cardiovascular translational research, 2018, 11(4): 346-356.

[37]Prakosa A, Arevalo H J, Deng D, et al. Personalized virtual-heart technology for guiding the ablation of infarct-related ventricular tachycardia[J]. Nature biomedical engineering, 2018, 2 (10): 732-740.

[38]Lyon A, Ariga R, Mincholé A, et al. Distinct ECG phenotypes identified in hypertrophic cardiomyopathy using machine learning associate with arrhythmic risk markers [J]. Frontiers in physiology, 2018, 9: 213.

[39]Kovatchev B P, Breton M, Dalla Man C, et al. In silico preclinical trials: a proof of concept in closed-loop control of type 1 diabetes[J]. J Diabetes Sci Technol, 2009, 3(1): 44-55.

索　引

共同交流探讨
提升专业能力

扫描本书二维码，获取以下专属资源

 ☆行业资讯 >>>>>>>>>>>>>>>>>
线上阅读行业资讯，把握行业动态

 ☆读者社群 >>>>>>>>>>>>>>>>>
加入本书专属社群，探讨专业问题

 ☆好书推荐 >>>>>>>>>>>>>>>>>
分享专业领域书单，提升专业能力

扫码添加智能阅读向导
助你实现高效阅读

操作步骤指南

① 微信扫描左侧二维码，
选取所需资源。

② 如需重复使用，可再次
扫码或将其添加到微信
"收藏"。